かからない大百科

工藤孝文
Takafumi Kudo

女性専門の疲労外来ドクターが教える
本当に正しい予防対策61

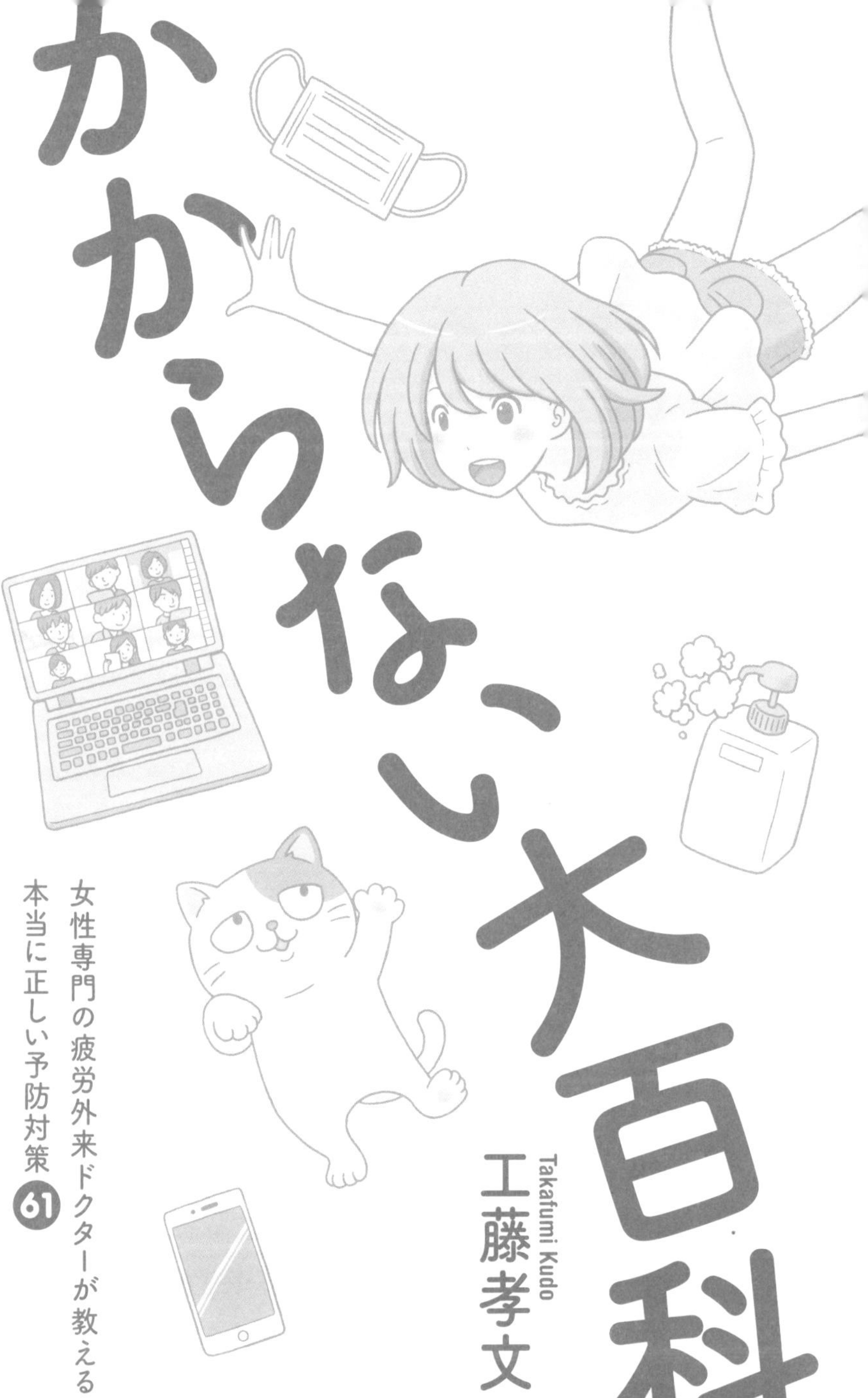

知らぬ間に心身を蝕む

「巣ごもりうつ」って？

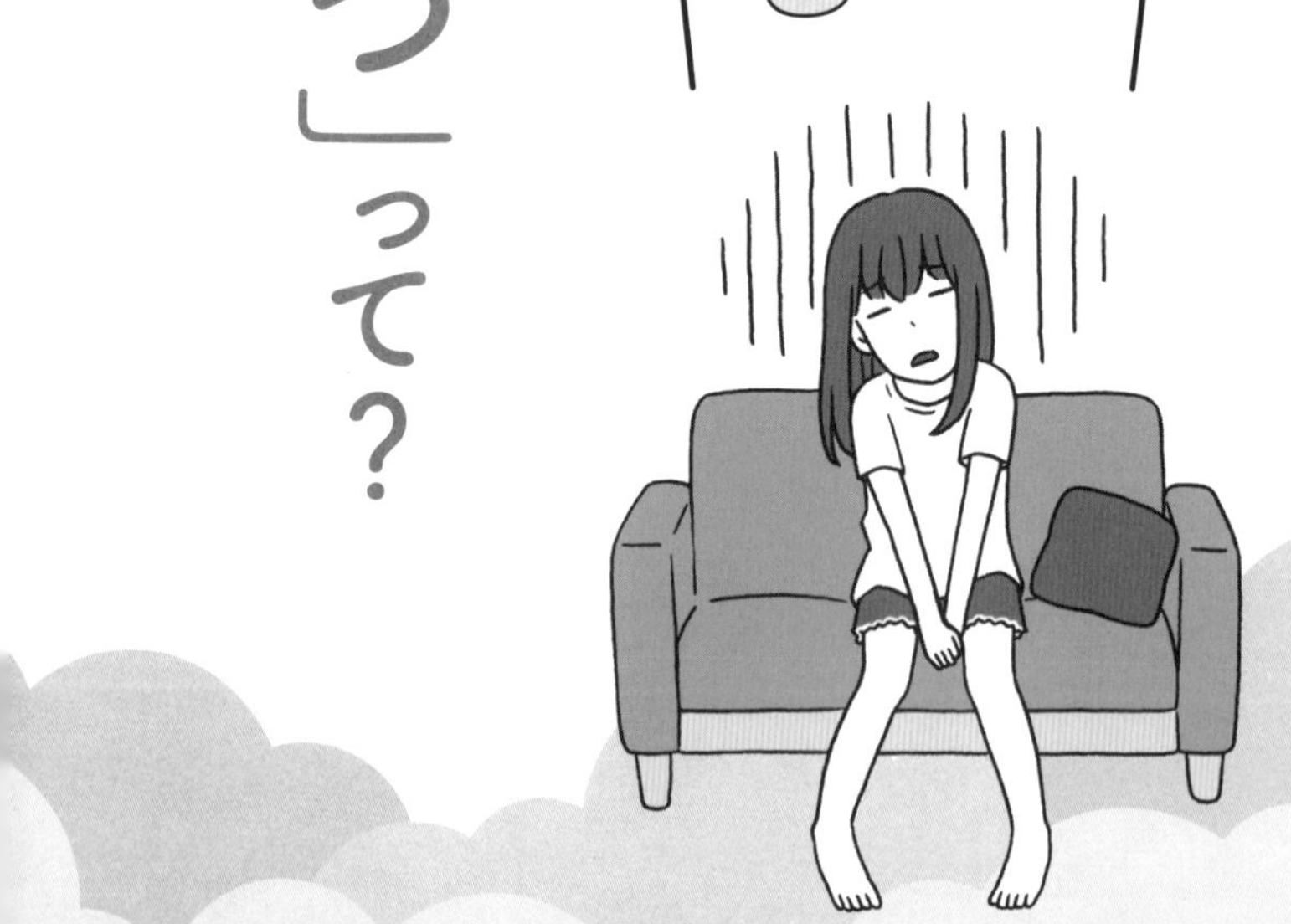

巣ごもり生活がもたらす、様々な心身の不調

コロナウイルスと闘うべく〝巣ごもり生活〟が始まって、しばらくが経ちました。私のクリニックに訪れる患者さんの中には「なにもしていないのに疲れる」「やろうと思っても体が動かない」「頭痛がする」といった、ぼんやりとした不調を訴える人が増えています。

この、なんとなく感じる不調や気うつこそ、長引く巣ごもり生活によって引き起こされた「巣ごもりうつ」の症状なのです。そこで、巣ごもりうつの実態を探るべく、私のクリニックを受診した20〜50代の男女５２８名（男性64例、女性４６４例）に、巣ごもりうつの症状に該当するかどうかの調査を実施しました。

結果は次のページにあるグラフの通り。なんと全体の5割前後の人が、気づかぬうちに巣ごもりうつの症状を発症していたのです。症状はとくに女性に多くみられ、家事や日常生活に少なくない影響をもたらしていることもわ

「巣ごもりうつ」に関するアンケート調査結果

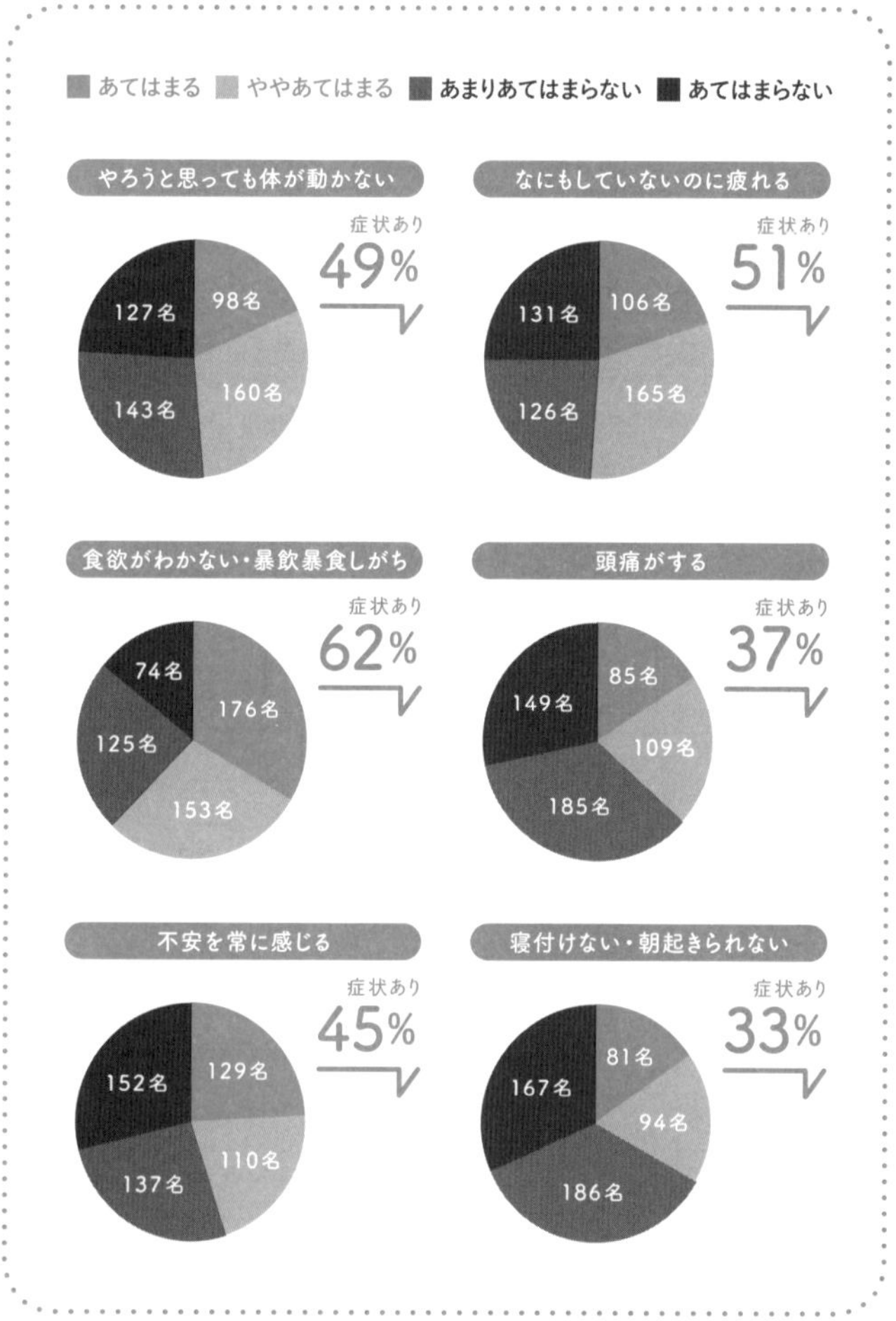

あてはまる
ややあてはまる
あまりあてはまらない
あてはまらない
やろうと思っても体が動かない
症状あり
49%
98名
160名
143名
127名
なにもしていないのに疲れる
症状あり
51%
106名
165名
126名
131名
食欲がわかない・暴飲暴食しがち
症状あり
62%
176名
153名
125名
74名
頭痛がする
症状あり
37%
85名
109名
185名
149名
不安を常に感じる
症状あり
45%
129名
110名
137名
152名
寝付けない・朝起きられない
症状あり
33%
81名
94名
186名
167名

調査対象：工藤内科を受診した20〜50代の男女528名
調査期間：2020年6月1日〜12日
平均年齢：39歳、性別：男性64例、女性464例かりました。

長期間にわたる巣ごもり生活では、運動不足による体力の衰えを招きます。時間や曜日の感覚も乏しくなるため、生活リズムも崩しやすくなります。精神面では、連日のコロナ関連のニュースや外出時の警戒で不安を感じたり、人と会う機会が減って孤独を感じたりなど、様々なストレスが蓄積していきます。

すると自律神経のバランスが崩れやすくなり、不眠やイライラ、肥満や食欲不振、気うつなどの症状を引き起こしてしまうのです。

こうした巣ごもりうつの症状は、「なんとなく感じる程度」なので気づきにくく、放っておきがちですが、徐々に心身を蝕んで大きな不調をもたらし、免疫力の低下も招いてしまいます。ですから、早めの対策が必要です。

この本は、巣ごもりうつに打ち勝ち、免疫力を維持して心身ともに健康を取り戻すためのお手軽な方法をたくさん紹介しています。また、夏特有の注意事項も盛り込んでいますので、今日から早速試していきましょう！

PART 1 「巣ごもりうつ」で心がバテた人へ

PART 2

「巣ごもりうつ」に効くツボ&漢方

PART 3
脱「マスクうつ」魔法の早口言葉トレーニング

PART 4

「ちょっとヤバいかも……」と感じたらこれを食べろ！

PART 5 免疫力を高める「最強スクワット」

まずはこれだけ！ 基本のツボ大全

PART 1

「巣ごもりうつ」で心がバテた人へ

知らぬ間に心と体を蝕む、巣ごもりうつの正体とは?
正しい知識とうつ解消テクニックをたっぷり伝授します。

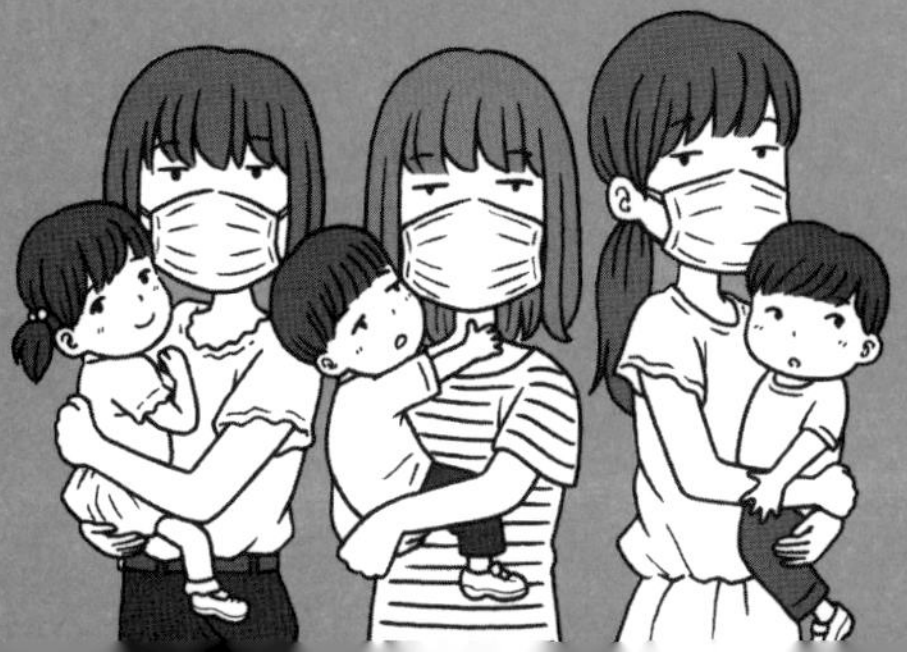

うつ解消 1

「家にこもる」だけで5割の人がノイローゼになる

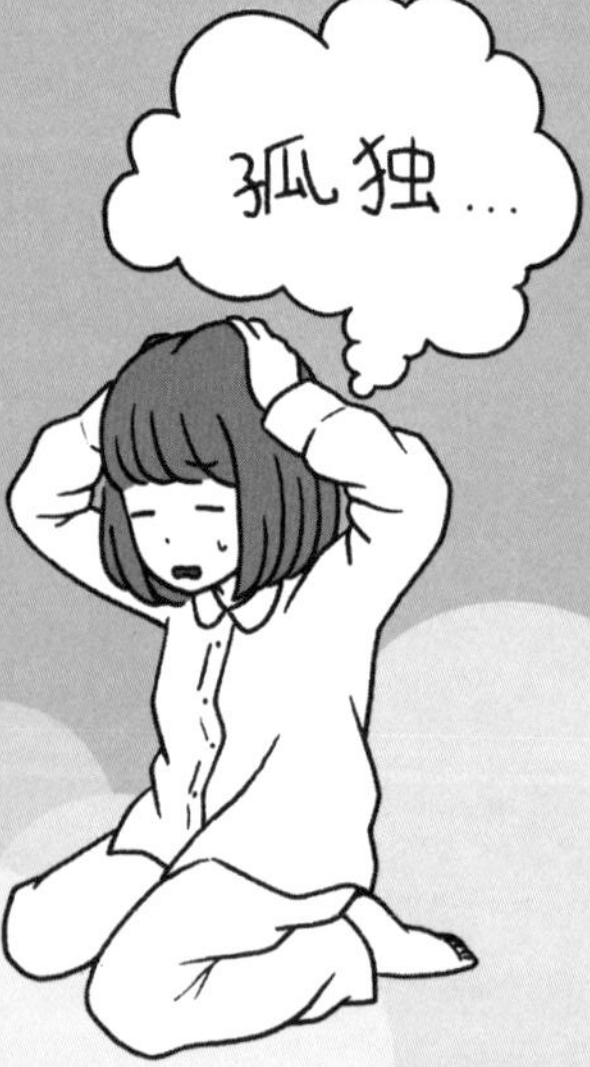

なぜ？ 普段のなにげないコミュニケーションが心を癒す

気うつや不安感、イライラ、不眠、疲労感などを引き起こす巣ごもりうつ。この原因に、人と会う機会が激減したことが挙げられます。私たちは普段、人とコミュニケーションをしながら幸せホルモンのオキシトシンを分泌させたり、適度なストレスを感じたりして、癒しや刺激を得ています。

ところが**人に会わないと、こうした癒しや刺激がなくなり、孤独感がつのって精神のバランスを崩しやすくなります**。とくに一人暮らしの巣ごもりは、ノイローゼのリスクが高くなるため、注意が必要です。

なぜ？ 直接対面すると五感が刺激される

米国の心理学研究では、被験者が触覚のみ、視覚のみ、聴覚のみで人に会う実験を行なったところ、触覚のみの場合は信頼感や温かさを、視覚のみの場合は冷たさを、聴覚のみの場合は心の距離を感じていました。握手やハグなどで触れ合うと五感が刺激され、脳によい影響がもたらされます。また、人と対面して話すだけでも同様の効果が得られることがわかっています。

リモートコミュニケーションが推奨される時代ですが、心の健康には対面の会話が欠かせないのです。

「あ、今日いい感じ♪」が続くコツ

家族や友人とできるだけ会って話そう

うつ解消 ②

人はストレスがないと生きていけない。だから「人と会わない」とうつ状態になる

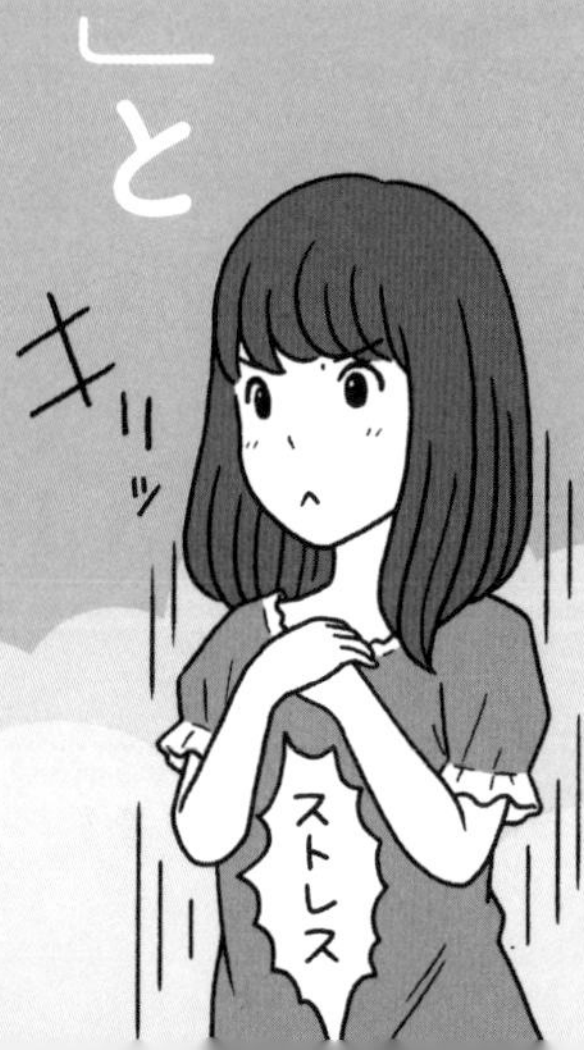

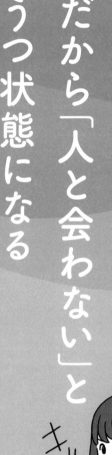

なぜ？

ストレスは人間に必要不可欠なもの

人は、対面でのコミュニケーションが不足すると、ストレスによる刺激がなくなって、精神のバランスを崩しやすくなり、生活に支障が出るようになります(P15)。「でも、ストレスなんてないほうがいいのでは？」と思った方も多いことでしょう。

しかし、**ストレスは人間に必要不可欠なもの。疲労感を抑え、「頑張ろう！」というやる気の源になってくれます**。ですから、もしストレスをまったく感じなければ、疲れやすく、やる気が出ない、などの気うつ症状を引き起こしてしまうのです。

なぜ？

いいストレスと悪いストレスがある

とはいえ、もちろん過剰なストレスは心身に悪影響を及ぼします。適度で日常生活に必要な「頑張るストレス」はいいストレスですが、自分自身を追い詰める「我慢するストレス」は、悪いストレスになります。

巣ごもり生活では、いいストレスが減る代わりに、一人で悶々と考え込むような悪いストレスが溜まりがち。ですから、悪いストレスを自分で見極めて、なるべく溜めないように工夫しましょう。ストレス発散の方法は、これからたくさん紹介していきます。

「あ、今日いい感じ♪」が続くコツ

悪いストレスを感じたら、状況を改善する工夫を！

うつ解消

2

「疲れ」と「ストレス」は、まったく別もの！

「疲労」と「ストレス」を似たものとしてイメージする人は多いと思います。実際に世界的研究でも、ひと昔前までストレスは疲労の一種と考えられていました。しかし疲労とストレスは、じつは正反対の役割を担っています。

そもそも疲労には、体に溜まった「疲れ」と、私たちに疲れを伝える生体アラームとしての「疲労感」があります。ストレスは、生体アラームの疲労感を抑え、メリハリややる気を感じさせます。ストレスを感じると脳内にストレスホルモンのコルチゾールとアドレナリンが分泌され、疲労感を抑制してくれるのです。

もしストレスがなくなると、疲労感ばかりを感じてなにも頑張れなくなってしまいます。つまり、疲れとストレスはどちらも互いに支え合う必要不可欠な存在なのです。

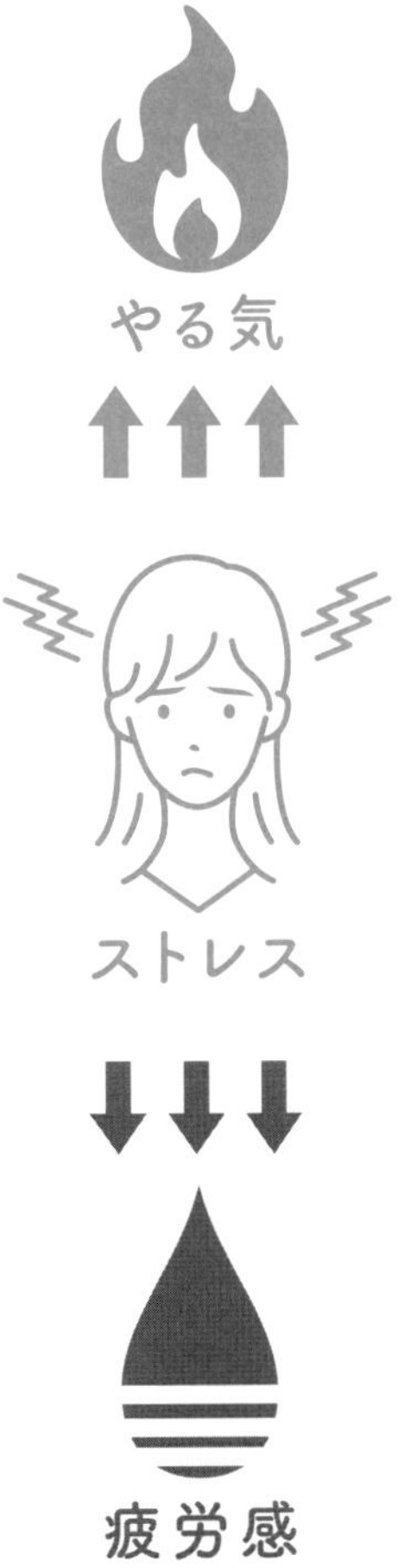

物事を行う意欲。ストレスが心身の疲労感を抑えてやる気に変換している。巣ごもり生活では、いいストレスが不足しがちで、物事への意欲が失われ、気うつ状態になりやすい。

いいストレスと悪いストレスがある。いいストレスは適度で、物事に対するやる気を起こさせるが、我慢を強いる悪いストレスは、強い負荷をかけて心身を壊してしまう。

体の疲労を伝える、生体アラーム。ストレスによって抑えられることで頑張れるようになるが、疲労そのものはなくならない。ストレスが強すぎると、疲労感をまったく感じなくなり、気づかないまま疲労が蓄積して体を壊す可能性も。

うつ解消
3

「マスクうつ」現象。マスクであなたの無感情化がすすむ!?

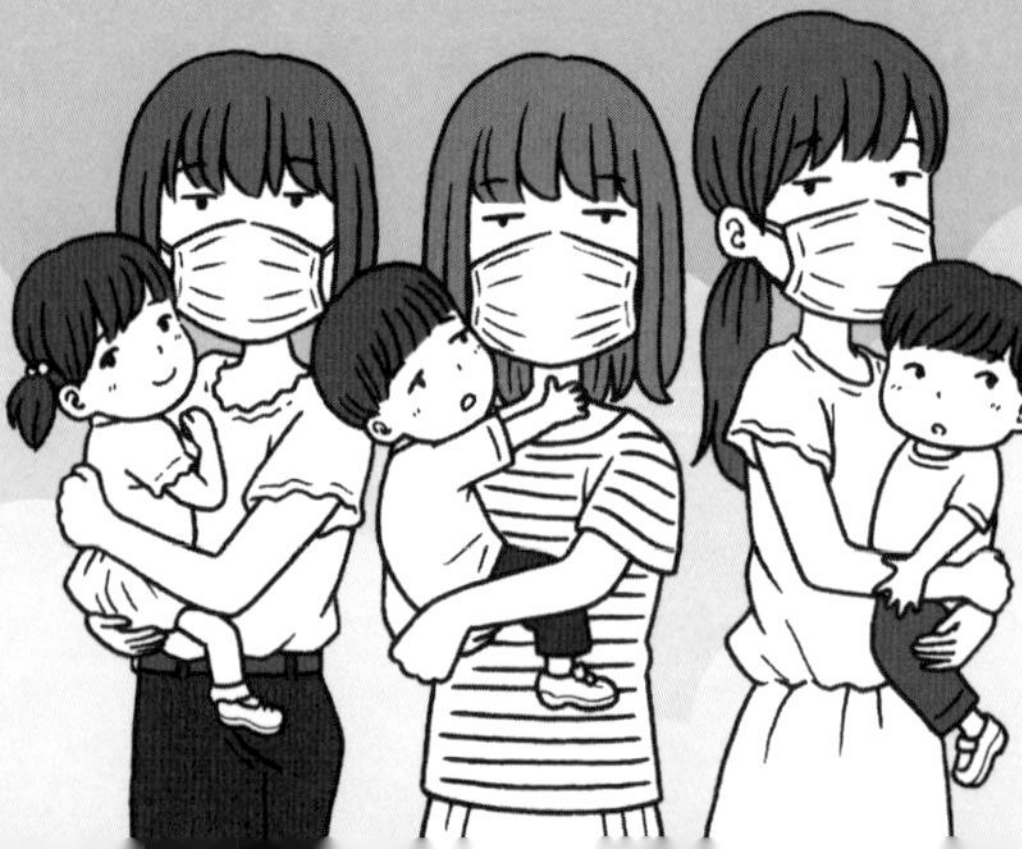

なぜ？

無表情⬇無感情でうつを引き起こす

私たちはコミュニケーションを図る上で、言葉や表情を使って自分の感情や意図を伝え、さらに相手の感情も読み取っています。同時に、人と話したり、笑ったりすることで自然と口角が上がり、幸せホルモンのオキシトシンが分泌されています。

しかし、コロナ渦《か》で外出時はマスクをつけるようになり、表情を作る機会が激減したことで、感情までもが動きにくくなってしまいます。**すると笑う回数も激減してオキシトシンの分泌が減り、結果的にマスクうつを招いてしまうのです。**

なぜ？

マスクのせいで相手の感情も読めない？

さらに、マスクは表情を隠してしまうため、相手の感情も読み取りにくくなります。**目元しか見えないので冷たい印象に感じ、「マイナスの感情を抱かれているかも？」と、不安を生じやすくなります。**

こうして本来は悩む必要のない人間関係にストレスを感じることも、「マスクうつ」の特徴なのです。会社の同僚や保育園のママ友などと、軽く挨拶だけするような機会はとくに誤解が生じがち。ネガティブに捉えない、自分もジェスチャーで元気さをアピールする、など工夫を忘れずに。

「あ、今日いい感じ♪」が続くコツ

挨拶時には、明るいジェスチャーをプラス！

うつ解消 ④

巣ごもりうつレベル4段階チェック

症状チェックリスト

- □ なにもしていないのに疲れる
- □ やろうと思っても体が動かない
- □ 頭痛がする
- □ 食欲がわかない、暴飲暴食しがち
- □ 朝起きられない
- □ 怖くて外に出られない
- □ コロナのニュースばかり見てしまう
- □ 気づくとネガティブな想像ばかりしている
- □ なかなか寝付けない、夜中に何度も起きてしまう
- □ 寝る前になると落ち込みが激しくなる

★ 0~2個【問題なし!】

健康な精神状態です。巣ごもり生活では、誰もが不安な気持ちになるので、多少の症状があっても気にする必要はないでしょう。

★ 3~5個【軽いうつぎみ】

軽いうつ傾向がみられます。放っておくと悪化する可能性もあるので、不安や気うつの原因を分析して予防改善を心がけましょう。一人で溜め込まず、家族や友人に不安な気持ちやストレスの理由を話してみると状況が整理され、気分がスッキリするはず。

★ 6~9個【うつ状態】

完全に巣ごもりうつの状態です。自分では大したことないと思っていても、症状が6個以上当てはまる場合は対処が必要。人とのコミュニケーションを増やしたり、運動を習慣にしたり、自分なりのストレス解消法を見つけるなど、今日から生活習慣の改善を行ってください。

★ 10個【うつ度MAX!】

とても危険な状態です。日常生活に支障が出ている場合は、心療内科などで専門の先生に症状を相談してみてください。心身に強い負荷がかかっている状態なので、放置するとうつ病を発症する可能性もあります。無理をせず、家族の協力を得て、なるべくゆとりのある生活を心がけて。

うつ解消 5

巣ごもりうつから回復する「3本の矢」

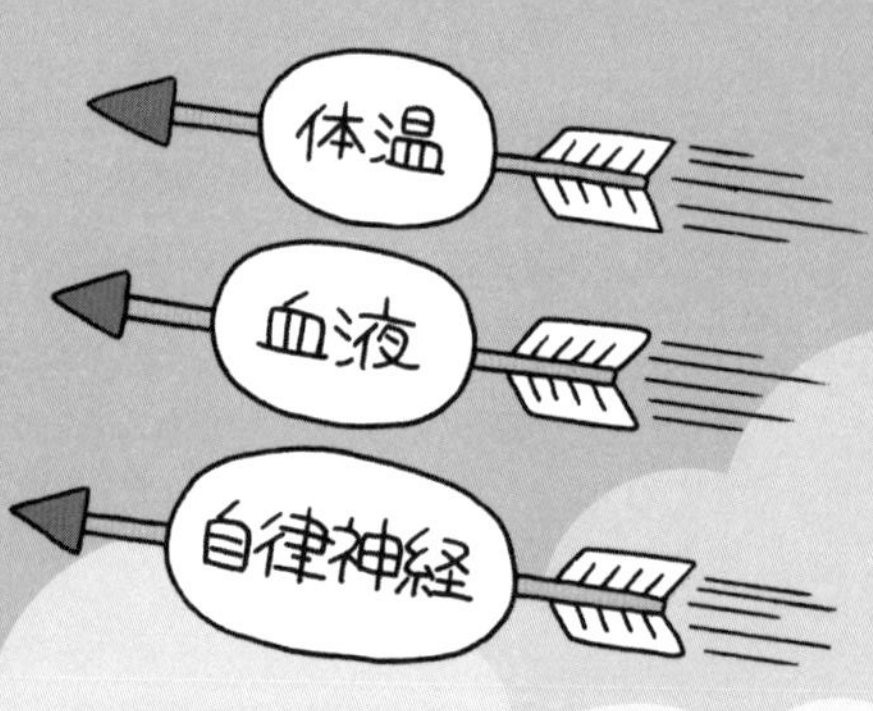

なぜ？ 自律神経は心身のバランスを左右する大切な司令塔

巣ごもりうつの撃退には「自律神経を整える」「血流をよくする」「低体温にならない」という3本の柱が鍵になります。

自律神経は、呼吸・心拍、消化・排泄など、体の様々な働きをコントロールしています。活動する日中は交感神経を優位に、睡眠に向かう夜は副交感神経を優位にして1日のリズムを調整しています。ストレスや生活習慣の乱れで自律神経のバランスが崩れると、不眠や気うつなど、巣ごもりうつの症状を招くことに。ですからまずは、自律神経を整えることが先決です。

なぜ？ 自律神経が整うと腸内も整って血流アップ

自律神経が乱れると、血のめぐりも悪化します。**腸の活動は副交感神経が優位な時に活発になるため、自律神経が乱れると腸のぜん動運動が弱まって栄養が吸収されない上、便秘により老廃物が蓄積されて有害物質が血液にのって全身をめぐり、疲労、冷え、免疫力低下などの不調を招くことに。**

また、夏の冷房や冷たい食品で体が冷えると、さらに血のめぐりが悪化するため要注意。自律神経、血流、体温、それぞれを良好な状態に保つことが巣ごもりうつを遠ざける必須条件なのです。

「あ、今日いい感じ♪」が続くコツ

夏は体を冷やさず、血流アップを目指そう

うつ解消 5

そもそも「免疫力」って、なに？

免疫力とは、ウイルスや細菌など体内に侵入した異物を撃退する、体に備わった免疫細胞による力のこと。体の防御機能だけでなく、細胞の修復や再生など体の機能を正常に保つ働きもあり、健康に欠かせない存在です。この免疫細胞は、骨髄や腸管、血管、皮膚、リンパ節などの臓器を含めて全身に存在しています。

そのうち、腸の壁に存在する腸管免疫が7割以上を占め、残りの3割は、自律神経の働きに影響されています。腸は、副交感神経が優位な時に元気になるので、自律神経を整えて腸内環境を良好にし、血のめぐりをよくすることが免疫力をアップさせる秘訣です。

ちなみに、うつ病の人は腸内環境が乱れている傾向がみられます。うつを抑制するセロトニンのもととなる物質の95％は腸内細菌が作って

免疫力アップの条件

副交感神経優位	腸内環境が善玉菌優勢	セロトニンが十分に分泌されている

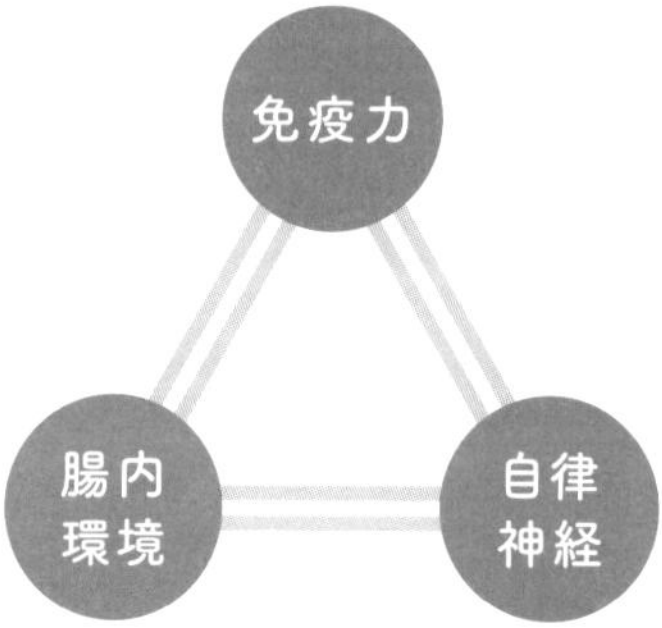

いて、腸内環境が悪いとセロトニンが不足してうつを引き起こすのです。

セロトニンは血液やリンパ液を通して全身に運ばれ、副交感神経を優位にします。また、リンパ球の一種であるNK（ナチュラルキラー）細胞を活性化し、免疫力をアップする働きもあります。ですから、自律神経を整えて免疫を上げるために、セロトニンがなるべく増えるような生活習慣を心がけましょう。

うつ解消

6

家にいるのに便秘ぎみ。それは「気うつ」の第一症状

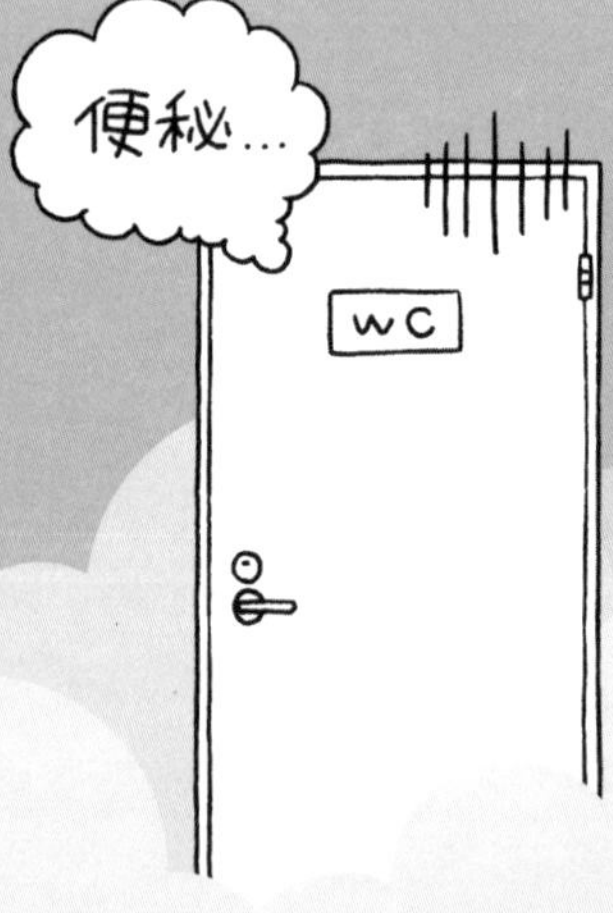

なぜ? 自律神経が乱れると腸が弱って便秘になる

便秘でうつ、って初耳! という方も多いかもしれません。腸のぜん動運動は副交感神経が優位な時に活発になるため、ストレスが多く交感神経優位の気うつ状態が続くと、腸の消化・排泄機能が弱まって、便秘を起こしやすくなるのです。

食生活を気づかっているし、便意を我慢する必要のない家にいるのに便秘ぎみ……となれば、自律神経が乱れている証拠。気うつの始まりです。単なる便秘、と甘く見れば巣ごもりうつを悪化させかねません。便秘の放置は禁物なのです。

なぜ? 善玉菌が免疫力をアップさせてくれる

また、便秘は免疫力の低下も招きます。便秘になると腸内細菌のバランスが悪玉菌優勢に。免疫細胞の7割は腸内に存在していて、悪玉菌や悪玉菌が出す毒素は腸内の免疫細胞を弱らせます。さらに腸が弱って栄養が吸収できないと、血のめぐりも悪化して、さらに免疫を低下させるのです。

一方、善玉菌であるビフィズス菌には免疫力を上げる効果が証明されています。**善玉菌優勢で、栄養を吸収できる良好な腸内環境を維持することが、気うつを遠ざけ、ウイルスに負けない体を作る秘訣なのです。**

「あ、今日いい感じ♪」が続くコツ

心身の健康バロメーターである腸の調子を気にかけて

うつ解消 7

巣ごもりうつ《自律神経タイプ》の症状チェック

症状チェックリスト

- □ ちょっとしたことでイライラする
- □ 感情の起伏が激しい
- □ 怒りっぽい
- □ 憂うつ、不安感が強い
- □ 疲れやすい、慢性的な疲労がある
- □ だるさやめまいがある
- □ 頭痛がする
- □ なかなか寝付けない、眠りが浅い
- □ 夜になっても眠気が起こらない
- □ 甘いものが無性に食べたくなる
- □ 便秘ぎみ
- □ 手足の冷えが取れない

5個以上当てはまる人は要注意!

自律神経のバランスが崩れて、巣ごもりうつを引き起こしているタイプ。不安やストレスを感じやすい人、生活習慣が乱れている人などに多くみられます。とくに、巣ごもり生活では曜日や時間の感覚が失われやすく生活習慣も狂いがち。生活の変化によるストレスで自律神経も乱れやすくなっています。

右ページの症状が5つ以上当てはまる場合は、巣ごもりうつを自覚して、生活の改善やストレスの予防・解消を試みてください。

朝の生活を改善すると、自律神経が整ってきます。起床時間を決める、朝日を浴びる、軽い運動を行う、などの習慣を。朝のサンダル散歩（P36）やスクワット（P158）も有効です。

うつ解消

8

ストレスを頭で消すのは難しい。「体」から心を変える

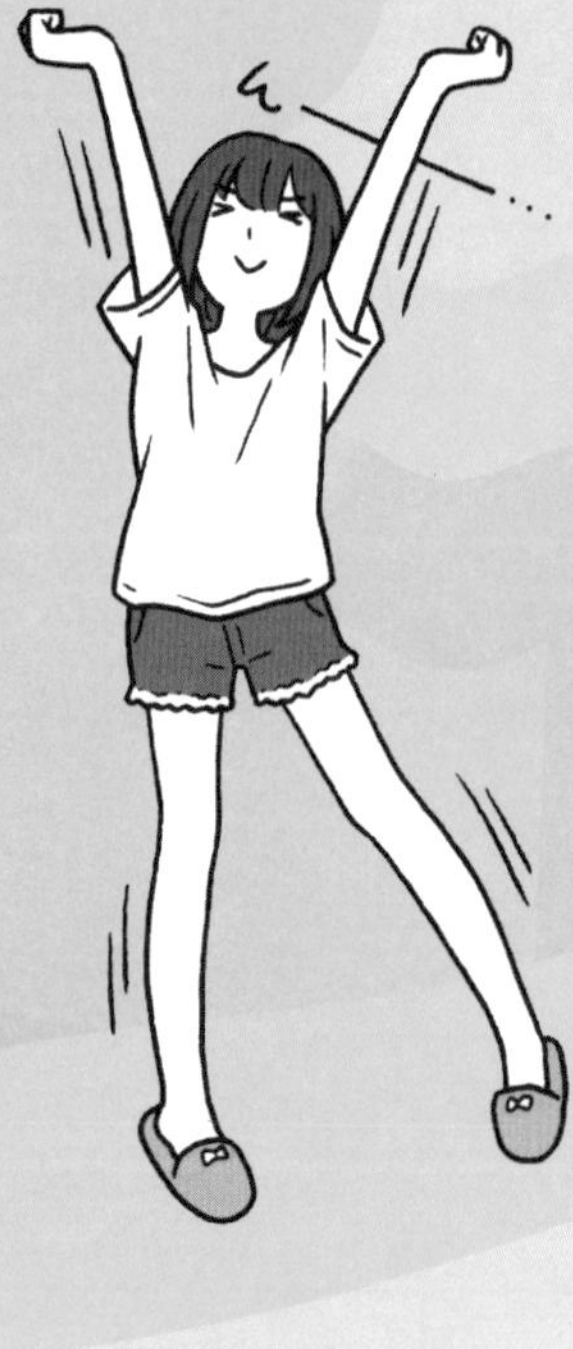

なぜ？ 頭⬆心⬆体の関係を利用しよう！

私たちは落ち込むと、考え方を変えよう、ストレスを消そう、と考えます。でも、「心」で感じたことを「頭」で考えて消そうとするのは、とても難しいこと。**頭は心の影響を受けていますが、心は頭よりも体の影響を受けているのです。**この関係性は身体心理学でも証明されています。

ですから、心を変えるには体に働きかけて。ストレス発散で体を動かすのは正解。軽い運動はセロトニンを分泌させます。朝、ラジオ体操やパプリカ体操など、軽い運動を習慣にすると快適な1日が過ごせるはず。

なぜ？ ストレス解消にはオキシトシンマッサージ

皮膚は第二の脳と呼ばれ、外界と接して得た情報を頭や体へ伝達しています。その中でも**前腕や顔には優しく触ると活性化する触覚線維《しょっかくせんい》が存在していて、気持ちいいという刺激を脳へ伝え、副交感神経を優位にし、幸せホルモンのオキシトシン分泌を促します。**

ですからイライラや、うつっぽさを感じたら、触覚線維を活性化する「オキシトシンマッサージ」で体から心を癒してあげましょう！　詳しいやり方は次のページに記しましたので、実践してみてください。

「あ、今日いい感じ♪」が続くコツ

自分を愛する気持ちで、セルフマッサージを

うつ解消 8

なでるだけで幸せを感じる！「オキシトシンマッサージ」のやり方

オキシトシンマッサージは、自分の肌を優しく触るだけで幸福感が得られる心に効くマッサージです。

皮膚にはC触覚線維と呼ばれる神経があり、1秒間に5㎝の速さで皮膚を優しく触ったり、柔らかいものに触れたりすることで活性化します。その情報は脳の脳幹や扁桃体《へんとうたい》、視床下部《ししょうかぶ》など様々なエリアに〝心地よさ〟として伝達されます。

すると、イライラや不安が鎮まり、心身がリラックスして副交感神経が優位になるのです。さらに、幸せホルモンであるオキシトシンの分泌が皮膚と脳の両方で促され、ポジティブな気持ちにさせてくれる、まさに癒しのマッサージなのです。

触り方のコツは、気持ちいいと感じる程度の強さで、少し圧をかけながら行うこと。皮膚の表面が動かないくらいの強さが目安です。自分で行っても十分効果が得られますし、相手にやってもらったり、してあげたりすると、互いの絆や心のつながりによる温かさを感じてオキシトシンの分泌はさらにアップします。
　オキシトシンは普段分泌されている量が多いほど、分泌されやすくなるので、家族やパートナーがいない人も自分で行って習慣にするとよいでしょう。

肌触りのよいタオルやガーゼの上に相手の腕をのせ、1秒間に5㎝の速度で優しくゆっくりと肌をマッサージします。オイルやクリームをつけるとスムーズになるので活用しましょう。場所をずらしながら優しく握るように行うマッサージも効果があります。お互い順番に行うと効果がアップします。

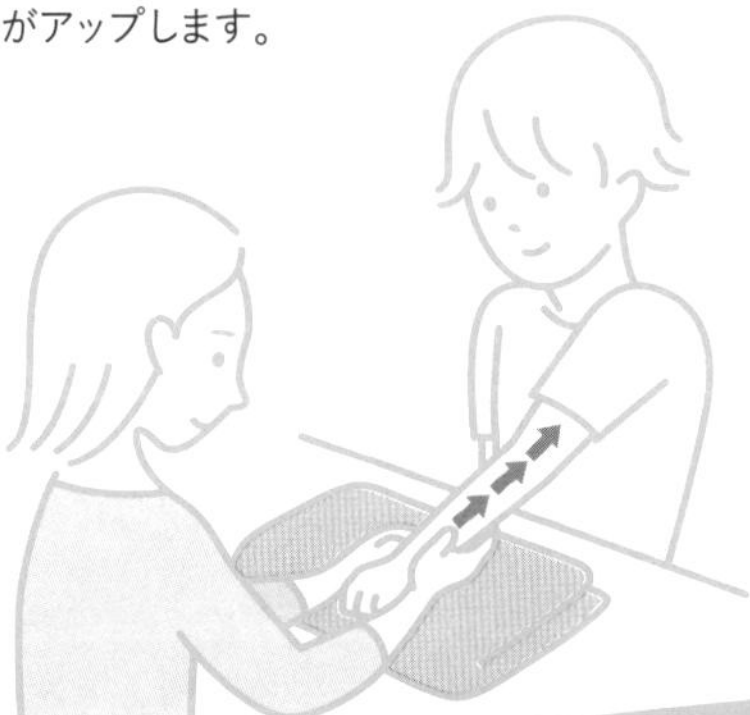

うつ解消 9

医師が「気うつ患者」にすすめる起きたらすぐ「サンダル散歩」

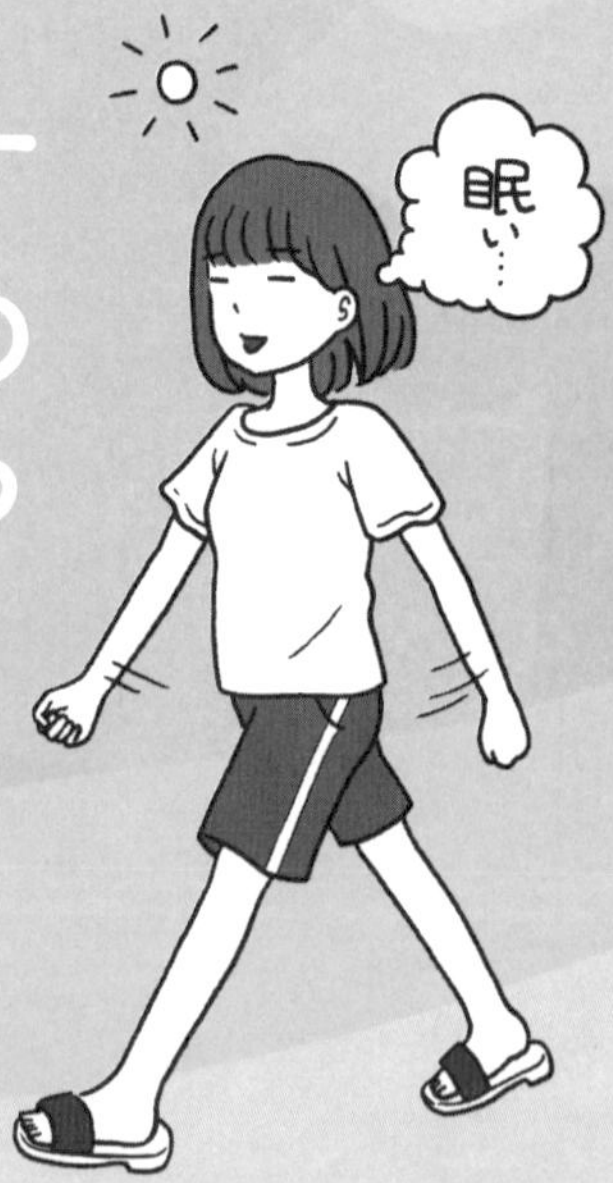

なぜ？ セロトニンの不足がうつを引き起こす

うつ症状の発生理由は様々ですが、主に幸せホルモンのセロトニンが不足することで起きるといわれています。ですから、うつ病の治療では、セロトニンの分泌を増やす抗うつ薬が処方されます。セロトニンは軽い運動や食事など様々な場面で分泌されますが、起床後30分以内に朝日を浴びることでも分泌されます。

そこで、おすすめしたいのが朝のサンダル散歩。**軽い運動と日光浴の効果でセロトニンの分泌が促され、さらに体内時計も整うので、1日を気持ちよく過ごせます。**

なぜ？ 朝日が体内時計のズレをリセットする

体内時計は、睡眠や血圧、体温、ホルモン分泌などをコントロールし、1日の活動リズムを生み出しています。この体内時計を保っているのが時計遺伝子です。時計遺伝子は1日24・5時間に設定されていて、毎日30分前後のズレが生じます。これを修正してくれるのが朝日なのです。

朝日を浴びる習慣をつけると、時計遺伝子のズレが修正され、体内時計のリズムが整い、うつや睡眠障害、肥満、免疫不全などを予防します。ですから朝のサンダル散歩は、ダブルでうつ予防が期待できるのです。

「あ、今日いい感じ♪」が続くコツ

朝に体内時計を整える工夫を心がけて

うつ解消 10

朝のバテない習慣で「時計遺伝子」が動き出す

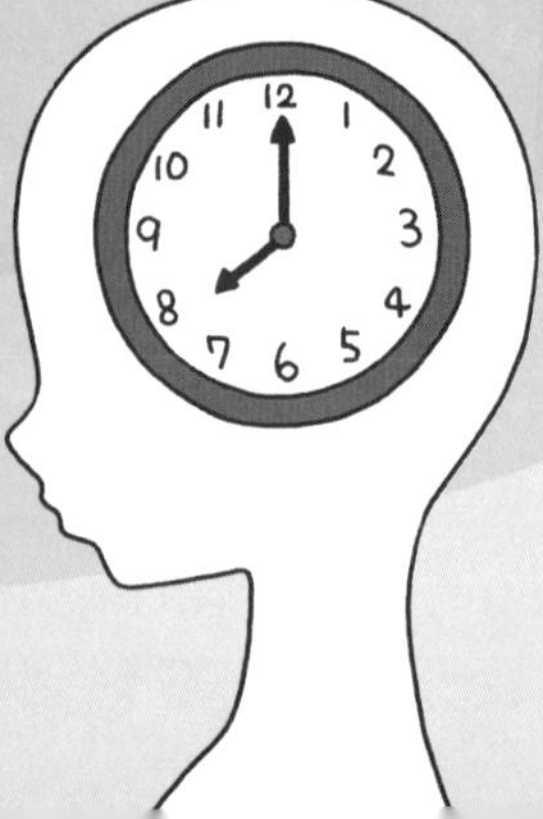

同じ時間に起きる

1日24・5時間に設定されている時計遺伝子の30分のズレ（P37）を修正するには、朝の生活習慣が大切になります。もっとも有効な習慣は、毎朝同じ時間に起きること。**よく1日のリズムを整えるために就寝時間を決める人がいますが、時計遺伝子のズレは起床時間を決めることでしか修正されません。**

ですから、休日の朝寝坊は、生体リズムのことを考えるとあまりおすすめできません。もし夜更かしをしても、朝定時に起きれば夜にしっかり眠気が生じるため、質のよい睡眠をとることができます。人間の最適な睡眠時間はおよそ7時間。それ以上でも以下でも、寿命が縮まるという研究結果もありますので、寝溜めはせず、決まった時間に起床しましょう。

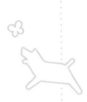

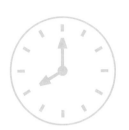

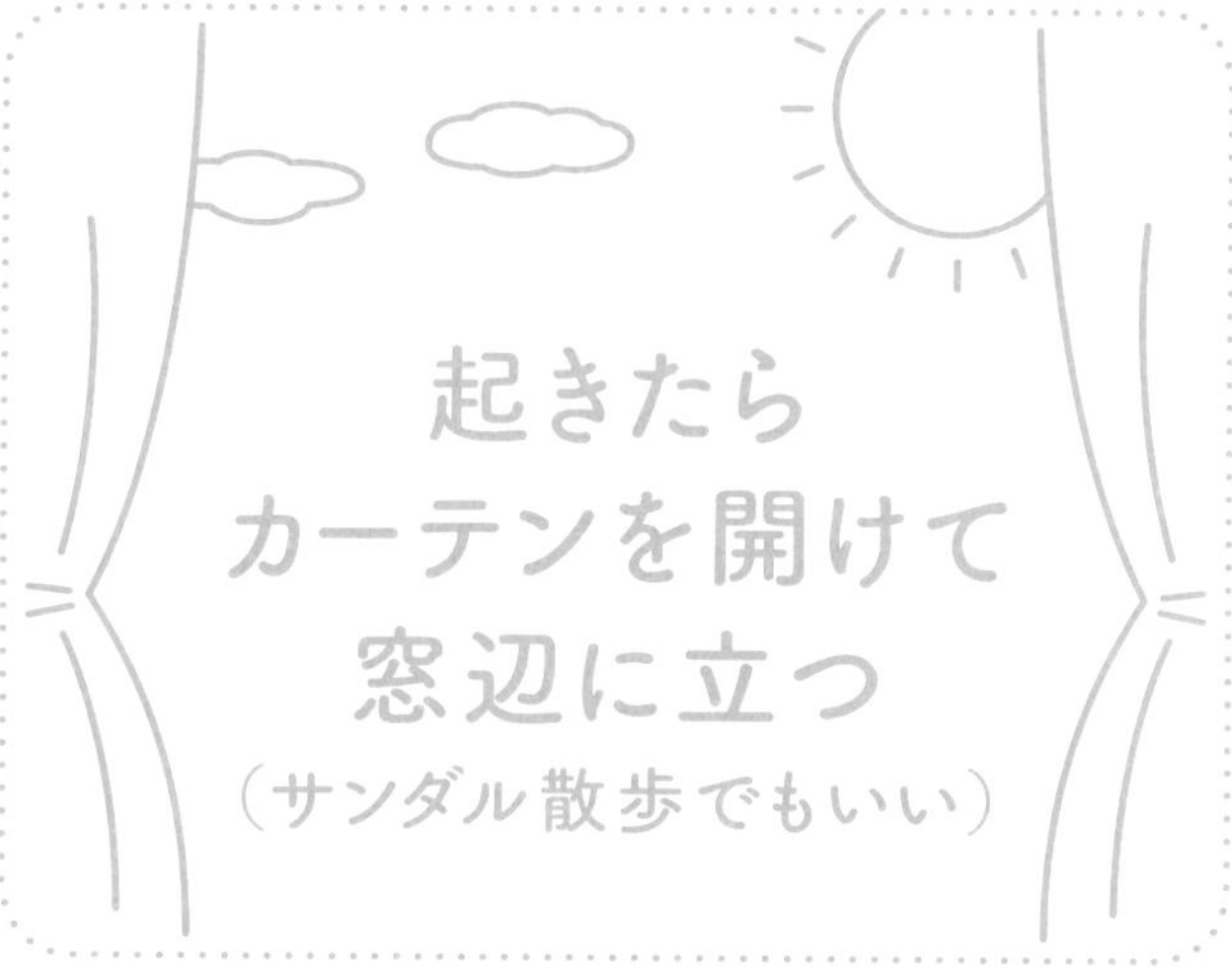

起きたら カーテンを開けて 窓辺に立つ （サンダル散歩でもいい）

時計遺伝子のズレを修正するには、朝の日光浴が欠かせません。前述の通り、朝日を浴びることで脳が朝を認識し、生体リズムが正しく動き出します。

決まった時間に起床したら、まずはカーテンを開け、窓辺に立って朝日を浴びる習慣をつけましょう。

また、朝のサンダル散歩（P36）もおすすめです。**朝日を浴びながら軽い運動ができるので、セロトニンの分泌が促され、心身ともに心地よく1日をスタートできるようになります。**

曇りや雨天で太陽が顔を出していない日は、明るいライトなどを見ることでも時計遺伝子のズレを修正できますので、試してみてください。

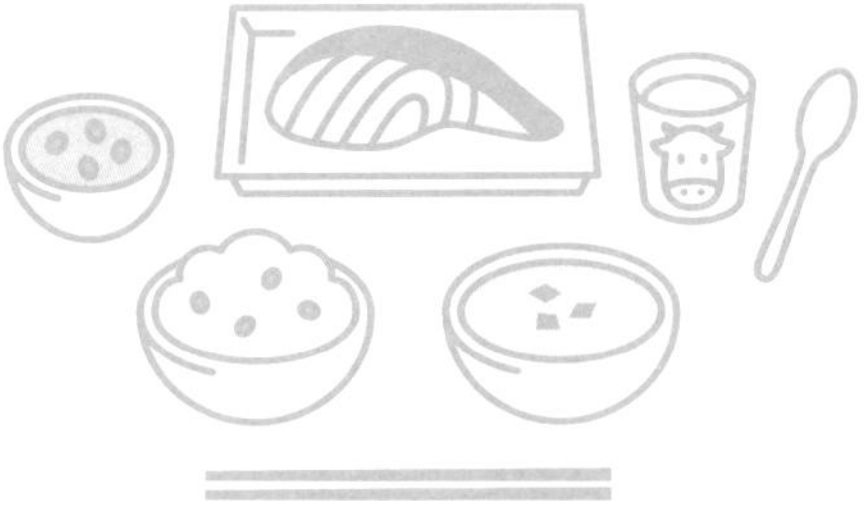

朝ごはんを食べる

　時計遺伝子のズレは、朝食でも修正することができます。**定時に朝食を食べると、それが刺激となって体内時計がリセットされるのです。また時間栄養学によって、規則正しい食事習慣が健康寿命を延ばすこともわかっています。**ですから、健康のために朝食を含めた1日3食をできるだけ決まった時間に食べることが理想です。

　出勤前は時間がない、起きたばかりでお腹が空かない、という理由で、朝ごはんを食べない人も多いですが、3食のうちで一番決まった時間に食べやすいのが朝食です。

　食べ始めると朝から胃腸が動き出す習慣がついて、自然と空腹を覚えるようになります。5分でも早く起きて、簡単な朝食をとるだけで健康を維持できるのですから、習慣にしてみましょう。

うつ解消 11

口寂しくて食べちゃう人こそガムを噛め！

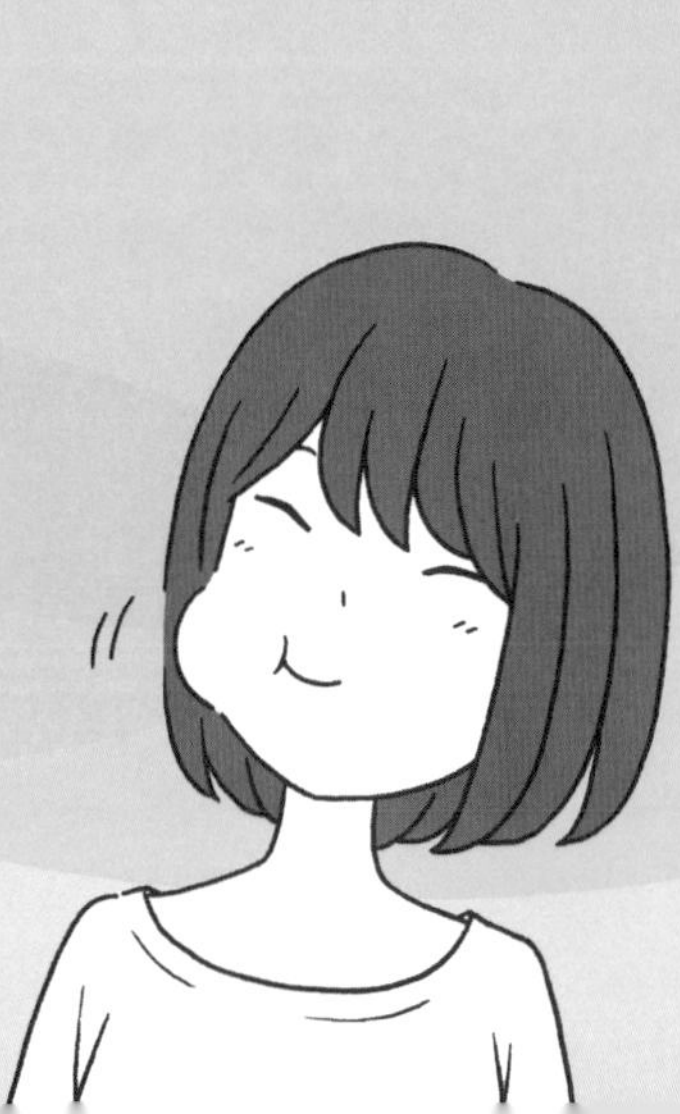

なぜ? 血糖値の乱降下がうつを引き起こす

口寂しくてつい甘いものを食べてしまう……。これは、糖質によってセロトニンなどの幸せホルモンが分泌されるため。つまり**甘いものを食べると人は気分がよくなるのです。しかし、この幸福感は一時的なもの。**食べた糖分はブドウ糖に変換されて血液中の糖分量（血糖値）を上昇させます。

もし上昇速度や上昇の幅が急激だと、血糖をコントロールするインスリンホルモンが大量に分泌され、必要以上に血糖値が下がって強い空腹感、気分の落ち込み、体のだるさを引き起こすのです。

なぜ? ガムで満腹感と抗菌力を手に入れろ!

また、糖質は中毒性があり、気づかぬうちに糖質中毒になっている人が多くいます。ですから、頻繁に甘いものを欲するなら「甘いものに依存してはいけない！」と自覚して、ガムを噛む習慣をつけてください。

噛むことで脳の満腹中枢が刺激され、空腹感が緩和されます。さらにストレスホルモンの分泌を減らす効果もあります。また、高い抗菌力を持つ唾液が分泌されることで、口腔内を清潔に保ち、ウイルスの侵入を防ぐ効果も。ガムは糖質を含まないキシリトール配合のものがおすすめです。

「あ、今日いい感じ♪」が続くコツ

デスクの上には、キシリトールガムを常備しよう

うつ解消 12

イライラするな〜と思ったら「胸《きょう》鎖《さ》乳《にゅう》突《とつ》筋《きん》もみ」

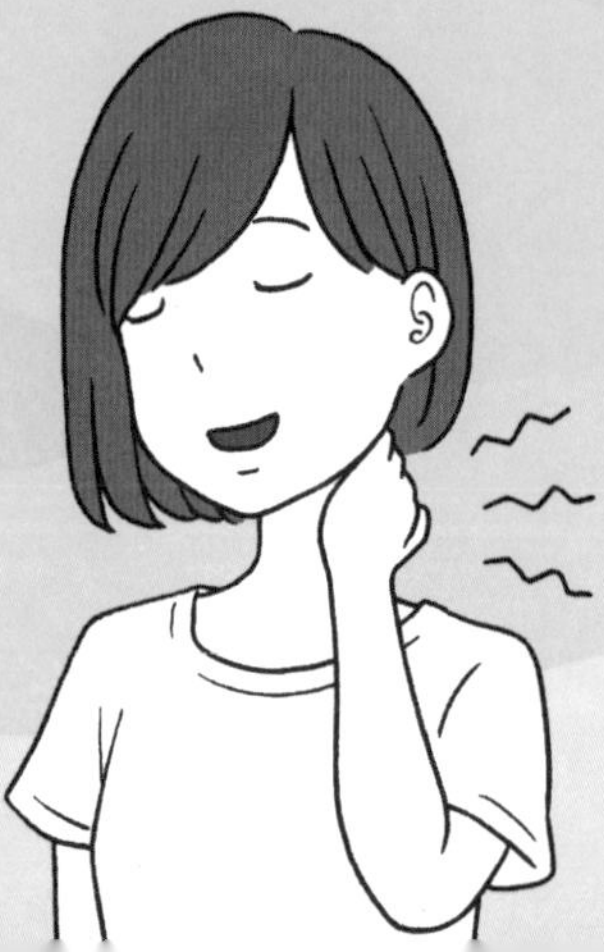

なぜ?

首のコリをほぐすと副交感神経が優位に！

イライラやストレスを感じたら、耳の下の骨から鎖骨まで走る胸鎖乳突筋をもんでみてください。副交感神経が優位になり、リラックスしてイライラが解消されます。

首には、脳と体をつなぐ重要な血管、リンパ、神経が集まっています。**ストレスによる緊張や長時間のデスクワーク、慢性的な猫背などで首の筋肉にコリが生じると、血液や神経の状態が悪化し、脳の働きや自律神経に悪影響を及ぼします。**胸鎖乳突筋もみはこうした首のコリをほぐすのに最適。めぐりが改善され、自律神経が整います。

なぜ?

胸鎖乳突筋にあるツボも刺激してダブルでコリ解消

胸鎖乳突筋もみのやり方は、顔を左右どちらかに振って、耳の下から鎖骨まで走る筋を浮かび上がらせます。その筋を、片方の手で上から優しくさするだけ。強く押すと血管や神経に負荷をかけてしまうので、気持ちよいと感じる程度に行いましょう。コリがひどいとはじめは痛みを感じますが、次第に落ち着いてくるはず。

同時に、胸鎖乳突筋にある5つのツボ（P182）も刺激されて、首や肩のコリをほぐす効果もアップします。また、血行がよくなる入浴中に行うとより効果的です。

「あ、今日いい感じ♪」が続くコツ

首や肩のコリを放置しないこと!

うつ解消 13

人生を変える「ガーゼパジャマ列伝」

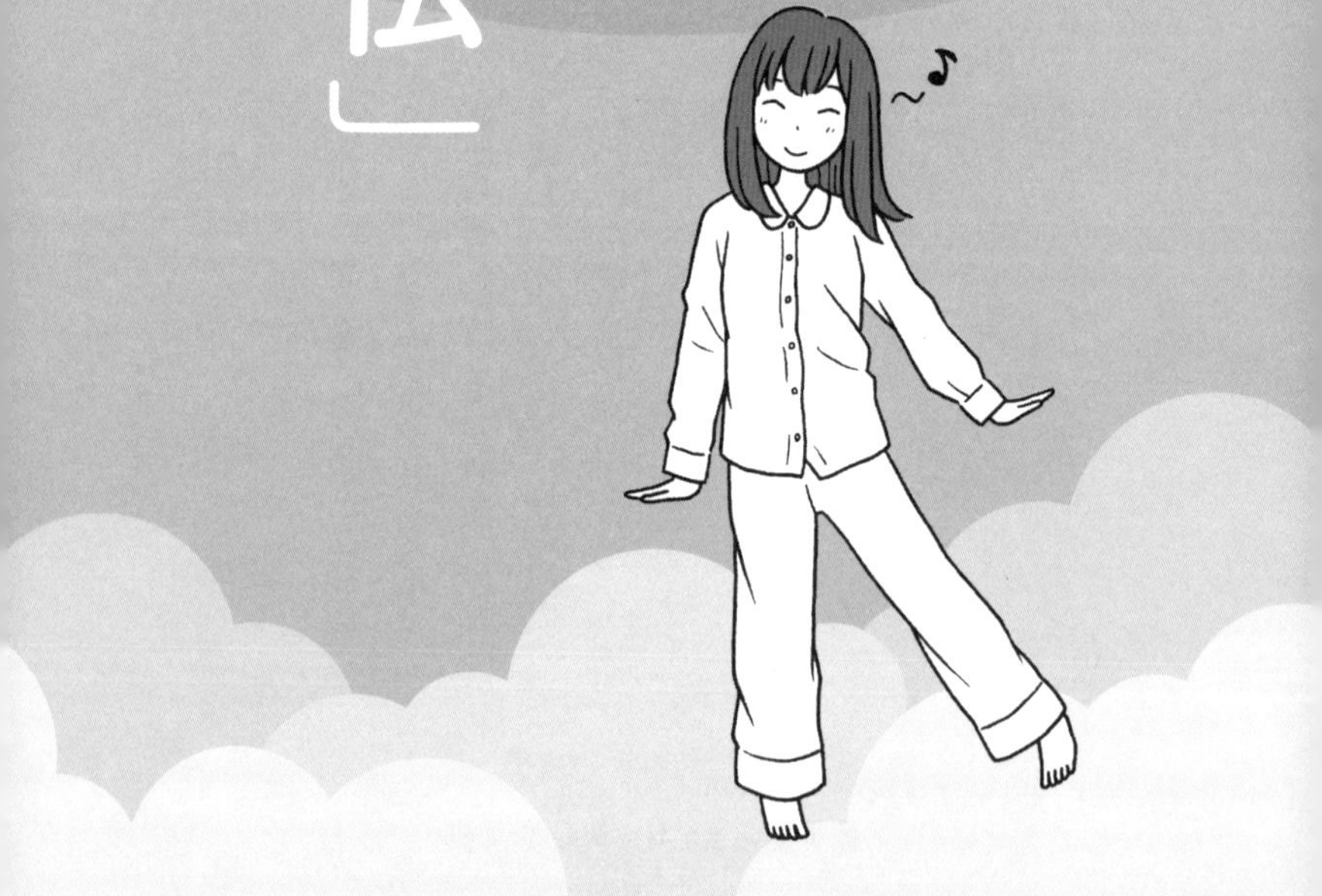

なぜ？

肌と心はつながっている！ 肌触りのよさがうつを予防

肌には、C触覚線維と呼ばれる神経が存在し、「1秒間に5cm程度のスピードでゆっくり触る」「柔らかいものに触れる」と活性化します（P34）。すると皮膚から脳に心地よさとして伝わり、セロトニン神経が活性化して、不安やうつを抑える効果があるのです。

ごわごわ、チクチクする素材を着ると、不快でイライラするように、肌触りは心にも大きな影響を及ぼします。ですからインナーや肌着、パジャマ類は柔らかく心地のよい素材を選びましょう。

なぜ？

肌触りがよく、蒸れにくく 熱も逃すガーゼは夏に最適

肌触りのよい素材にも色々ありますが、暑い季節におすすめなのがガーゼ素材です。肌触りのよさはもちろん、蒸れにくく、熱もこもりにくいので、夏の肌着やパジャマに適しています。**私の患者さんでも肌に触れるものをガーゼ素材に統一したら、うつや不安症状から解放されて「人生が変わった！」と喜んでいる人が多くいます。**

インナーや下着は24時間肌に触れるものですし、パジャマも毎日着るもの。ですから、身につけるものの中でも、一番気づかってあげるべきアイテムなのです。

「あ、今日いい感じ♪」が続くコツ

下着やパジャマは、着心地重視♪

うつ解消

14

寝る前に
不安が襲ってくるワケ。
それは
「脳がヒマだから」

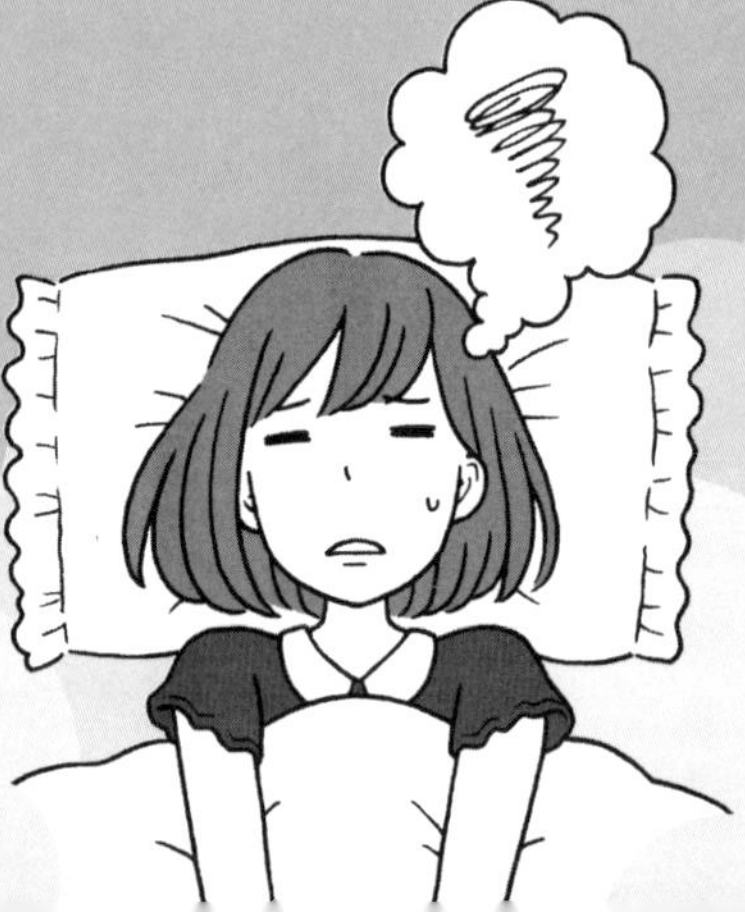

なぜ？

脳は常になにか考え事をしてしまう

巣ごもり生活が始まってから不安な想像が浮かんで、寝付けないという人が増えています。ウイルスへの不安もありますが、一番の原因は脳がヒマになったから。**普段は、仕事や家事などに没頭して悩みが浮かぶ時間がない人も、巣ごもり生活で時間が生まれると、脳がヒマになって普段悩まないようなことで悩んでしまうのです。**

これは脳が常になにかを思考する性質があるため。よく座禅で「頭を空っぽに」といいますが、長年修行を積んだ禅僧でない限り、思考を無にするのは困難なのです。

なぜ？

TO DOリストで脳にヒマを与えない！

ですから、不安な想像を排除するには、脳が没頭できる環境を作りましょう。私がよくする患者さんへのアドバイスは、掃除や洗濯、食事、運動、趣味の時間など、時系列で1日の「TO DOリスト」を作成し、その通りに忙しく行動すること。ベッドに入ったら、眠くなるギリギリまで本を読むのもいいでしょう。

人間の脳は、行動と思考を両立できません。**なにかに没頭して脳を忙しくすることが、ネガティブな思考を排除するためのコツなのです。**

「あ、今日いい感じ♪」が続くコツ

TO DOリストに、リラックスタイムも入れてみて

うつ解消

15

熱い湯が自律神経を痛めつける！疲れた日は無理せず「シャワーで」

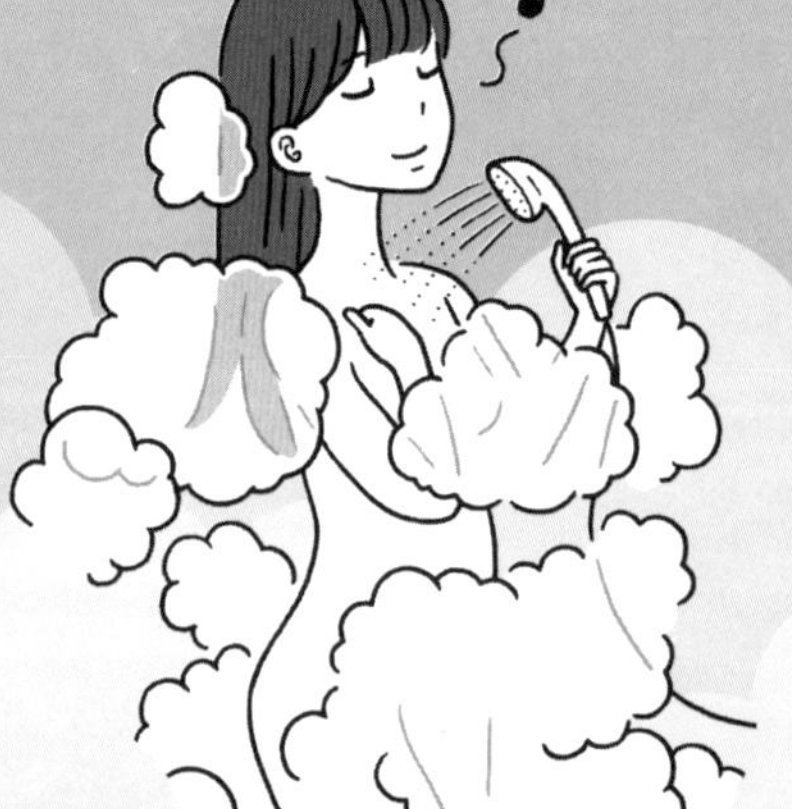

なぜ？ 無理な体温調整は自律神経に負担をかける

入浴で体を温めると、リラックスして副交感神経が優位になったり、免疫を高めるヒートショック・プロテインというタンパク質が増えたり、血のめぐりがよくなったり、とたくさんの健康効果が得られます。

しかし、湯温が高すぎると急激な体温調節が必要になり、かえって自律神経を疲れさせます。自律神経を酷使すると、交感神経と副交感神経のバランス調整がうまくできなくなるので注意して。**入浴の適温は季節にもよりますが、自律神経に負担をかけない40度前後。時間は15～20分です。**

なぜ？ 疲れたと感じる日は無理に入浴せずシャワーを

ただし、体が疲れたなと感じる日には、無理に入浴せず、簡単にシャワーですませるほうが、自律神経への負担は少なくすみます。とくに夏の暑い季節は、冷たい食べものや、日中に冷房の効いた部屋と気温の高い室外との往復によって体温調節が頻繁に行われ、自律神経も疲れやすくなっています。**体の調子と相談しながら、シャワーと入浴を適度に使い分けてみて。**

また、入浴後の急激な湯冷めも自律神経に負担をかけます。暑いからと、冷房に当たって涼む行為は厳禁です。

「あ、今日いい感じ♪」が続くコツ

なにごとも体に無理をかけないことが大切！

うつ解消

16

「眠れないな〜」という時は天井に息を吐きかけろ！

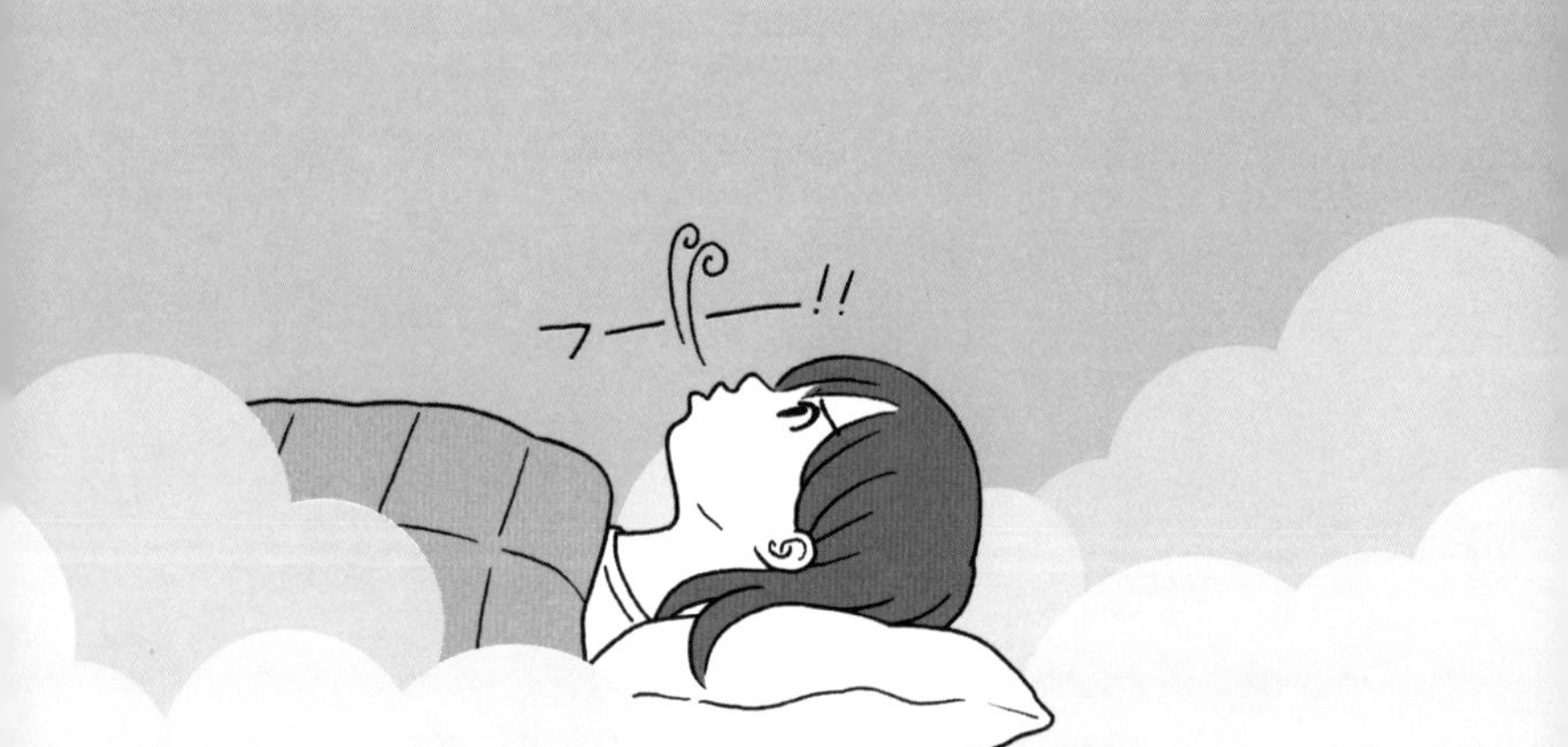

なぜ？ 腹式呼吸で副交感神経が優位になる

巣ごもり生活で、寝付きが悪くなったと感じたら、就寝前にベッドの中で腹式呼吸をしてみてください。**腹式呼吸をすると、横隔膜にある副交感神経が刺激されて心身がリラックスし、眠りやすくなります。**

腹式呼吸の正しいやり方は、お腹に空気を溜めるイメージで鼻からゆっくり長く息を吸い込みます。そして、倍くらいの時間をかけて口からゆっくり息を吐き出します。息を吐く時に、心の不安も一緒に外へ吐き出すイメージで行うと効果がアップしますので、実践してみてくださいね。

なぜ？ マインドフルネスや1分間瞑想も睡眠に有効！

腹式呼吸のやり方がわからない人は、ベッドに入り、天井に向かって強く息を吐きかければOK。この時お腹が膨らんだり、凹んだりするのを感じてみましょう。

腹式呼吸以外に、副交感神経を優位にするマインドフルネスや瞑想も有効です。マインドフルネスとは「今」に集中する考え方で、脳の疲れを解消する効果があります。**不安や悲しみを司る扁桃体の暴走を抑える前頭前野が鍛えられ、精神の安定にもつながります。**目を閉じて呼吸に集中する1分間の呼吸瞑想もおすすめです。

「あ、今日いい感じ♪」が続くコツ

寝る前の腹式呼吸や1分間瞑想を習慣に！

うつ解消

17

冷えたな……と思ったら、まさに今ウイルスが狙っている！と思え

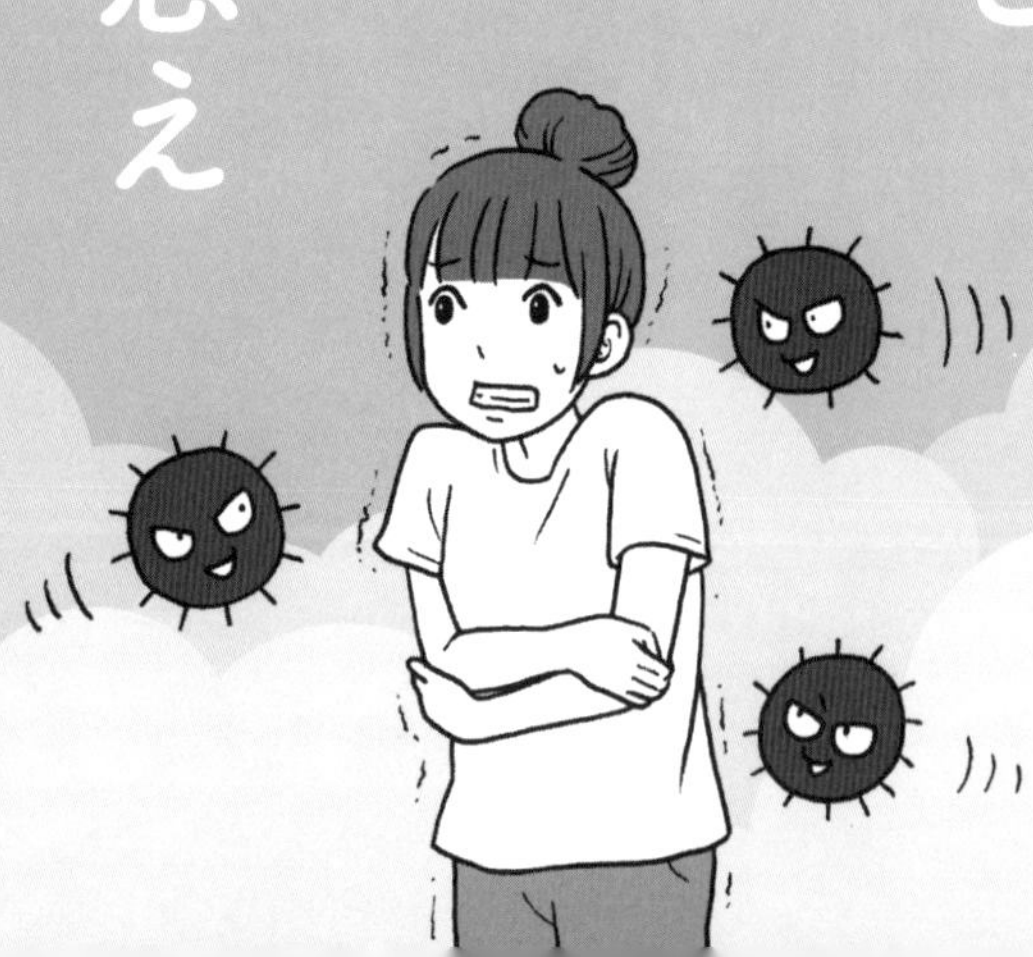

なぜ？

体を冷やすと免疫が落ちて病気にかかりやすくなる

免疫力は、体温と深く関係しています。血液中には、免疫機能の役割を果たす白血球が存在し、ウイルスなどの異物を駆除しながら全身をパトロールしています。ところが、体温が下がるとその分、血のめぐりが悪くなるため、異物を見つけても白血球が素早く集まれず、駆除がうまくいかなくなってしまうのです。

統計では**体温が1度下がるごとに、免疫力は30％下がるともいわれており、体を冷やすような生活習慣をなるべく避けることが大切になります。**

なぜ？

体温35・5度はがん細胞がもっとも繁殖する

とくに夏は、クーラーで室温を下げたり、風呂上がりに裸で涼んだり、と体温を下げる危険が多く、注意が必要です。もし肌寒さを感じたら、免疫が落ちてウイルスに狙われやすい状態と認識して。

体温が36度を切ったら要注意。35・5度は、がん細胞がもっとも繁殖する体温ともいわれています。体温が下がると自律神経失調症や排泄機能の低下、アレルギー症状も出やすくなります。35度を下回るような超低体温は、危険な状態。日常生活にも支障が出るレベルなので直ちに改善を！

「あ、今日いい感じ♪」が続くコツ

寒いと感じたら、ためしに体温を測ってみよう

うつ解消 18

巣ごもりうつ《低体温タイプ》の症状チェック

症状チェックリスト

- □ 朝起きた時に疲れている
- □ 疲れやすい、いつもだるい
- □ 時々、立ちくらみがする
- □ 手足がいつも冷えている
- □ 平熱が36度未満である
- □ 食欲がない
- □ 胃腸の調子がすぐれない
- □ 運動不足、運動嫌いである
- □ 集中力が続かない
- □ 下痢しやすい
- □ やる気が起こらない
- □ やせ型で筋肉があまりない

5個以上当てはまる人は要注意!

平熱が35度台の人や手足の冷えに悩んでいる人は、低体温によって巣ごもりうつを引き起こしやすい状態です。

体の冷えは、夏に冷たいものを頻繁に食べる、冷房で体を冷やす、運動不足といった生活習慣やストレスでも生じやすくなります。冷えが慢性化すると、全身の血のめぐりが悪化して、免疫力の低下を招きます。

さらに冷えは、不安や恐怖に反応する脳の扁桃体を活性化させ、うつ症状を引き起こしやすくなります。

ですから、右ページの症状が5つ以上当てはまる人は、体を冷やす習慣を改め、運動習慣や早寝早起き、朝食を欠かさない、できるだけ入浴するなどの生活改善を行いましょう。

うつ解消

19

体温を1度上げると
すべてよくなる……
とは言いきれない！

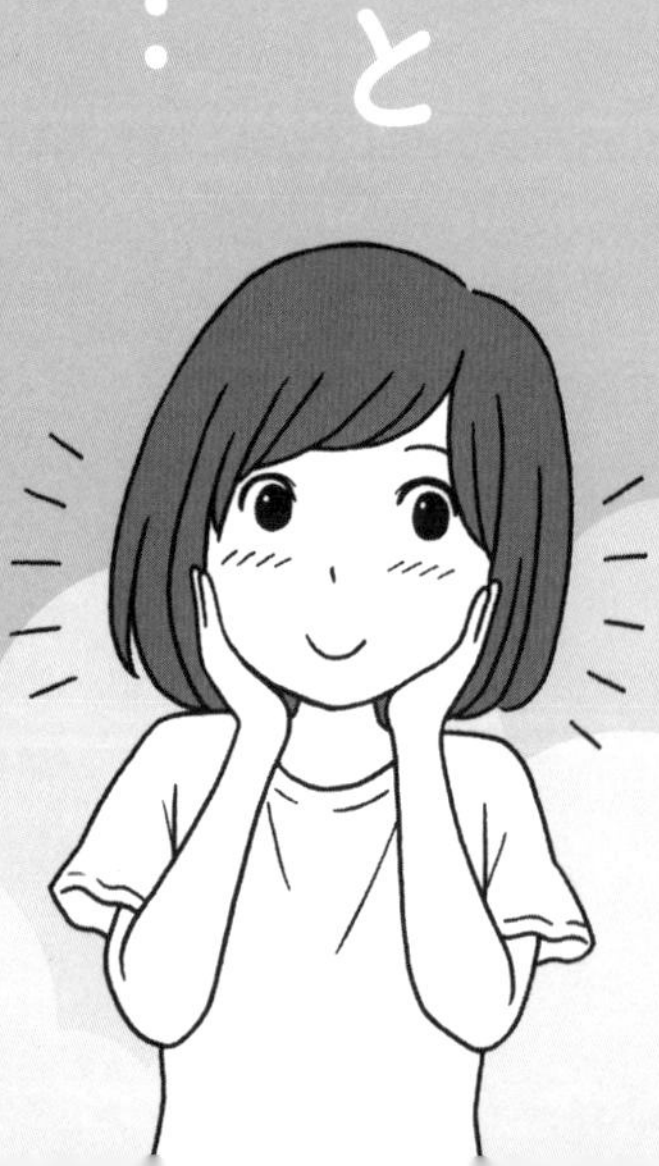

なぜ？

平熱はそう簡単に変えることはできない

日本人の平熱は、37度前後が平均といわれています。36度未満になるといわゆる低体温に分類され、免疫力が低下するなど、様々な悪影響を及ぼすことがわかっています。それなら、平熱を上げる努力が必要？と思うかもしれません。実際に、最近では平熱を上げて免疫力を高める健康法も注目されています。

しかし、**平熱を変えるのは簡単ではありません。筋肉量を増やして代謝を上げることなどが有効ですが、それでも大きく平熱が変わることはないといえます。**

なぜ？

入浴で体温を上げると交感神経が優位になりやすい

よく、熱めの入浴などで体温を無理に上げようとする人がいますが、一時的に体温が上がるだけで、平熱自体にはほとんど影響しません。それどころか、急激な体温調節で自律神経を消耗させ、バランスを崩したり、熱いお湯によって交感神経が刺激され、覚醒状態になって睡眠障害を引き起こす可能性があります（P51）。

ただでさえ巣ごもり生活は、交感神経優位になりやすく、自律神経のバランスを崩しやすい状況です。**無理に温めるより、体を冷やさないようにする工夫が大切です。**

「あ、今日いい感じ♪」が続くコツ

お湯の温度は、適温でほどほどに！

うつ解消 20

クーラー病、そうめんばっかり……。「体の冷え」もうつの素になる

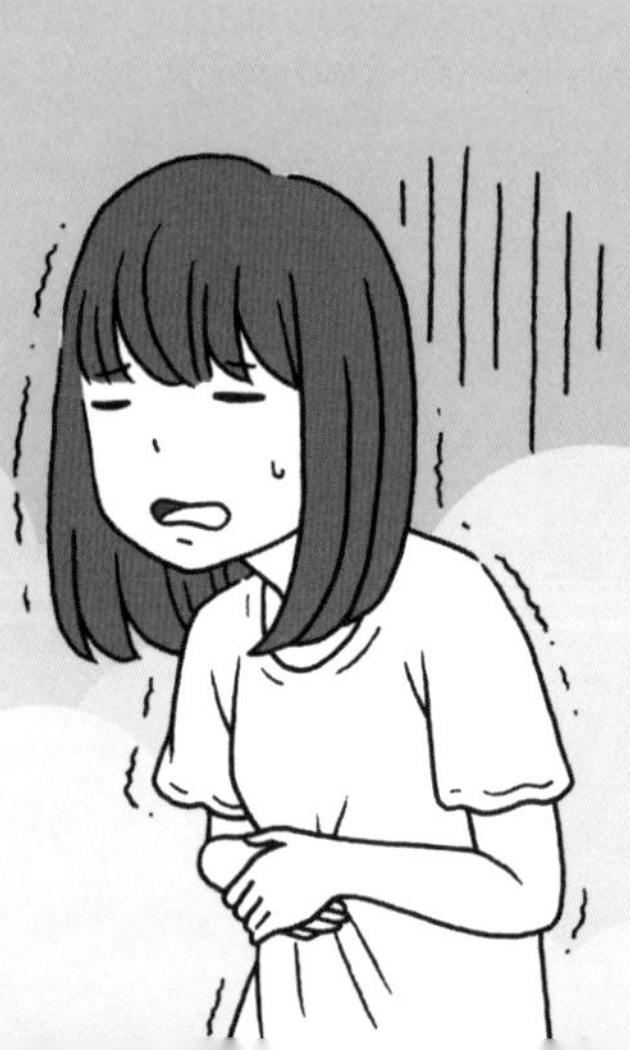

なぜ？

うつの引き金になる扁桃体を冷えが刺激する

体温が低下したり、体や肌に冷えを感じると、不安や悲しみを司る脳の中の扁桃体が暴走して、ネガティブな思考を生みやすくなります。とくに夏は、そうめんなどの冷たい食べものやクーラーなど、体を冷やす生活習慣が多いため、注意が必要です。

また、そうめんなどの糖質類は、空腹時にいきなり食べると血糖値の乱降下を起こして、うつを招きます。とくに、**そうめんやうどん、お餅など、白い色をした炭水化物は血糖値を上げやすいため、空腹時はできるだけ避けてください。**

なぜ？

糖質から食べる食生活がうつを引き起こす

だからといって糖質を食べてはいけないということではありません。糖質は体や脳のエネルギーとなる大切な栄養素で、不足すれば元気に活動できなくなります。

大切なのは、空腹時にいきなり糖質を胃に入れないこと。ダイエットでも、サラダやおかずを先に食べ、お米は最後に食べるのが鉄則ですよね。そうめんなどの麺類を食べる場合は、**うつに効くオメガ3オイルや、大葉、ネギなどの香味野菜を一緒に食べると糖質の吸収速度が穏やかになり、急激な血糖値の上昇を防ぐことができます。**

「あ、今日いい感じ♪」が続くコツ

オメガ3オイルを常備しておこう！

うつ解消

21

ティータイムの時間ですよ。ダントツの抗菌力「80度緑茶」をぜひ

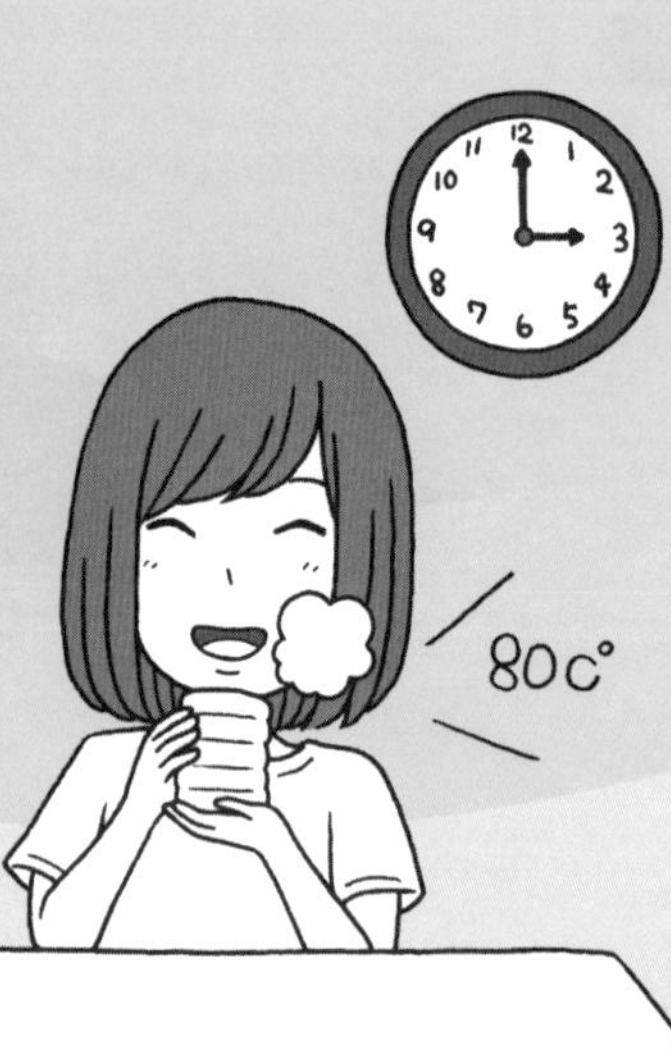

※EGCGのコロナウイルスへの免疫効果は不明です。

なぜ? 緑茶のカテキンがウイルスを撃退する

緑茶に含まれる渋み成分のカテキンには、細胞の酸化を防ぐ抗酸化作用に加え、抗菌&抗ウイルス作用があることでも有名です。緑茶に含まれるカテキンは多種類ありますが、中でもエピガロカテキンガレート（EGCG）は、インフルエンザウイルスなどに高い効果を発揮することがわかっています※。**EGCGは、80度のお湯でもっとも効率よく抽出されるため、緑茶を淹れる際はお湯の温度管理をしましょう。**ただし、EGCGは82度以上に加熱すると構造変化が起こるため、超えないように気をつけて。

なぜ? カテキンの抗酸化作用で血液がサラサラになる

カテキンに含まれる抗酸化物質は、細胞など体の老化を防ぐほか、血液の質をよくしてサラサラにし、めぐりも改善します。ですから、**緑茶などの抗酸化作用の高い食材を日常的にとることで血のめぐりが改善し、免疫力アップも期待できるため、ウイルスに強い体を手に入れることができるのです。**

また、緑茶に含まれるテアニンにも冷え改善、リラックス効果があり、自律神経のバランスも整えてくれるので、ダブルで免疫アップにつながります。

「あ、今日いい感じ♪」が続くコツ

夏も温かい飲みものを積極的に飲もう!

うつ解消 22

巣ごもりうつ《血めぐり停滞タイプ》の症状チェック

症状チェックリスト

- □ 貧血ぎみである
- □ 生理痛がひどい
- □ めまい、ふらつき、耳鳴りがある
- □ いつも手足が冷えている
- □ 抜け毛、細毛、白髪が増えた
- □ 食欲がない
- □ 肌が荒れている
- □ 便秘ぎみ
- □ 偏食しがち
- □ 肩こり、腰痛がひどい
- □ むくみやすい
- □ 舌や歯茎が赤黒い
- □ 目の下のクマが取れない

5個以上
当てはまる人は
要注意!

女性は、月経によって鉄分の慢性的な不足が起こりやすく、血のめぐりが停滞しやすい傾向があります。また、栄養バランスの偏りや運動不足も血のめぐりを停滞させる原因になります。

血のめぐりは、自律神経や体温と相互関係にあり、どれかがバランスを崩すことでも停滞が引き起こされるため要注意。さらに、便秘で腸内環境が悪化すると、血の質が悪くなって栄養が全身へ行き渡らず、免疫の働きを弱めます。

血めぐり停滞タイプは、3食バランスよく栄養をしっかりとって、腸内環境を整えることが大切。善玉菌優勢の腸内環境を目指して、発酵食品や食物繊維、温かい食べものをたっぷりとりましょう。朝の運動も心がけて。

うつ解消 23

手を洗うなら「中指」をもみながら洗う！

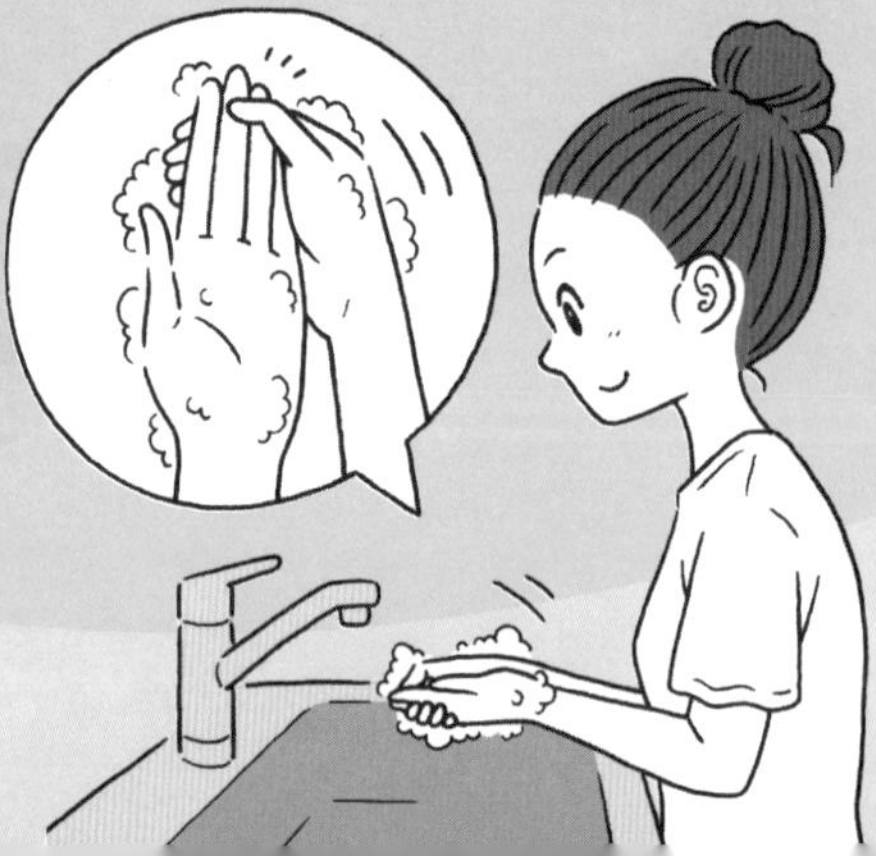

なぜ？ 中指の感覚神経を刺激して自立神経を整えよう

みなさん、帰宅したら手洗いをしますよね。この時、ついでにやって欲しいのが中指もみです。**中指には触覚を感知する感覚神経が集まっていて、刺激すると脳に伝達され、自律神経を整えてくれます。**すると、うつや不安感、不眠、だるさなど、様々な不調の改善が期待できるのです。

また、中指には全身の臓器や器官とつながる反射区が集まっています。ですから、気になる臓器に該当する部分を刺激すれば不調の改善にも役立ちます。反射区の詳細はP180を参照してください。

なぜ？ 中指の反射区も刺激して体の不調を改善しよう！

中指もみのやり方は、手の甲を上に向け、反対側の親指で爪の下と第一関節の間から中指の付け根まで、痛気持ちいいと感じる程度の強さでもんでください。終わったら手のひらを上にして、同様に中指の第一関節の上あたりから付け根まで、反対側の親指で少し強めに刺激していきます。反対の手も同様の手順で行います。

余裕がある時は、ゆっくり時間をかけてもんでいくと、リラックス効果が高まります。**反射区はツボと同様の効果があり、手軽にできるのでぜひ活用しましょう。**

「あ、今日いい感じ♪」が続くコツ

アロマの香りの手洗いソープでリラックス効果アップ！

column

貧乏ゆすりは健康にいい

デスクワークやテレビを何時間も見続けるなどで、長時間体を動かさない状態が続くと、体全体の血のめぐりが悪くなって、様々な不調を招きます。巣ごもり生活ではとくに在宅時間が長くなるため、体を動かす機会が減ってこうした事態になりがち。

そこで、試していただきたいのが貧乏ゆすりです。貧乏ゆすりが健康にいいの？ と、驚く方もいるかもしれませんが、じつは簡単に全身の血のめぐりを促進できる便利な運動として注目されています。

ふくらはぎは、重力に逆らって下半身の血液を心臓へ送り返す、強力なポンプの役割を果たしています。貧乏ゆすりをすると、ふくらはぎの筋肉が伸び縮みして、足だけでなく全身の血流が改善します。さらに筋肉が刺激されてセロトニンが分泌され、イライラ解消の効果も。

血のめぐりがよくなると皮膚の温度が上昇するので、手足の冷え解消に効果的ですし、余分な水分も血液に戻って流されるため、足のむくみ解消も期待できます。

また高齢の人などに多い、足の血管に血栓が生まれて梗塞を引き起こす、エコノミークラス症候群などの重大な病を防ぐことにもつながります。在宅時で思いついた時に、やってみてくださいね。

PART 2

「巣ごもりうつ」に効くツボ&漢方

病気ではないけれど
ぼんやりとつらい症状のある巣ごもりうつには、
東洋医学のツボ&漢方でケアするのが最適なんです!

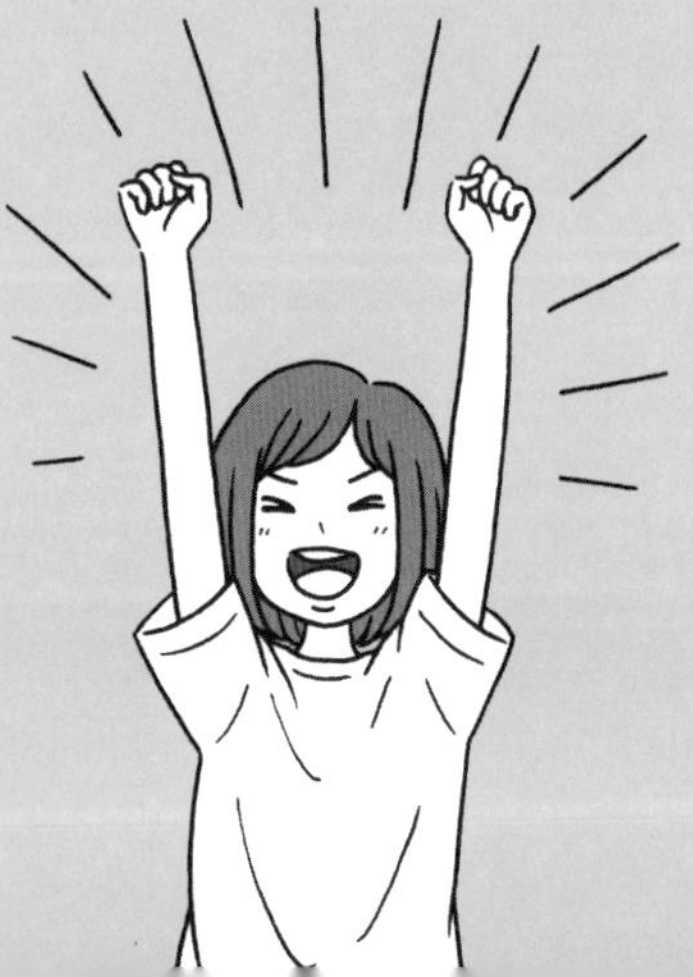

ツボ&漢方

24

WHOでも認められている「ツボ」のすごい効能

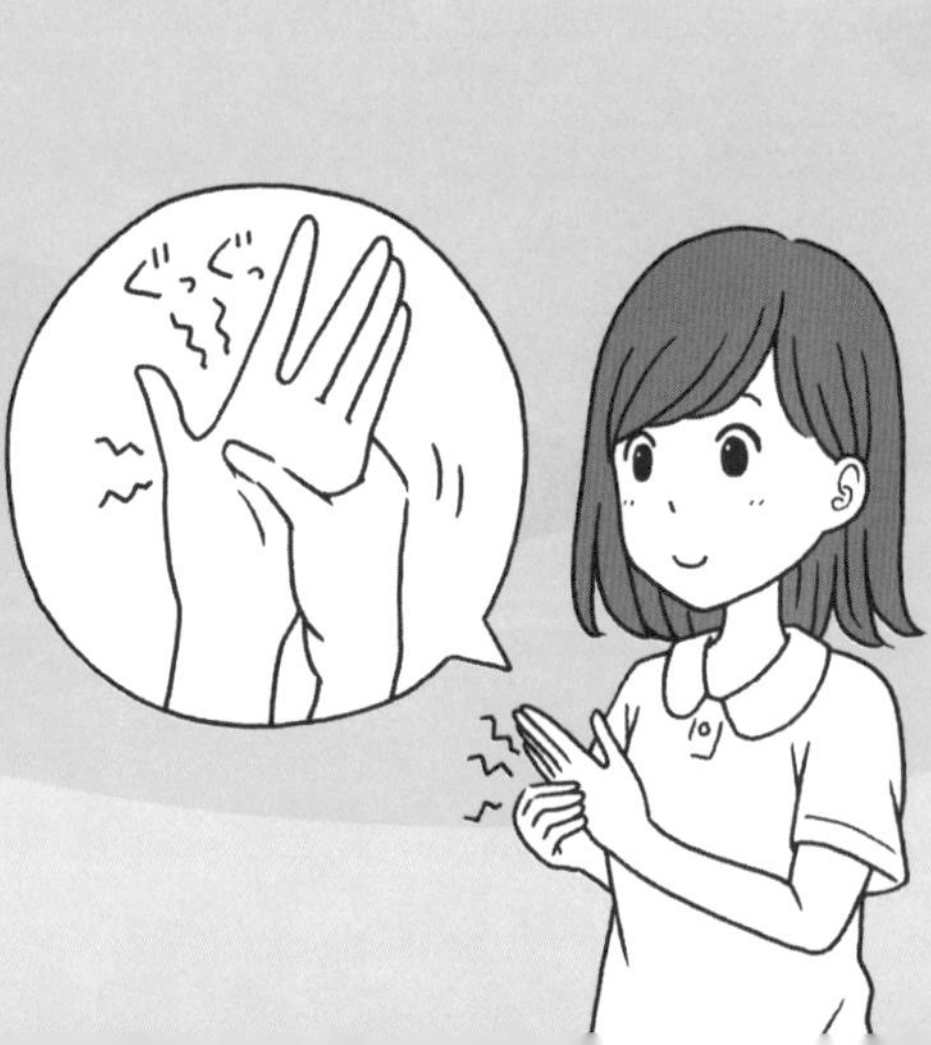

なぜ？

未病の症状に効く！東洋医学のツボ治療

西洋医学は、病巣を手術や投薬で直接治療しますが、東洋医学は根本治療を目的とし、病気になる前の未病の症状改善も得意とします。中でもツボ（経穴）は、原因のわからない痛みや不調に効果的。

ツボは2006年にWHO（世界保健機関）によって361の統一基準が決定され、世界的にも医療的効用が認められている治療法です。病院へ行くほどではないけれど、ぼんやりした不調や症状がある、まさに巣ごもりうつのような症状に、ツボは最適なのです。

なぜ？

体が持つ自然治癒力をよみがえらせる！

体には2000箇所以上のツボがありますが、日常的に使うのは80箇所前後。**ツボを刺激すると、体の自然治癒力がよみがえり、不調や痛みを改善します。**一つのツボで複数の症状に効き目があり、美容効果や体のエネルギーを引き出す効果も。

ツボを押して痛みを感じる場合は、体が弱っている証拠なので積極的に刺激しましょう。ツボの位置は慣れるまでわかりにくいものも多いですが、気持ちいい、痛いと感じたら当たっているということ。少しずつ試してみましょう！

「あ、今日いい感じ♪」が続くコツ

“なんとなく”の不調はツボで撃退!!

ツボ＆漢方

25

じつは、巣ごもりうつにツボが効く！

イギリスでは、うつ治療の選択肢の一つとしてツボが活用されています。薬の副作用に悩む人や薬の効果が得られない患者さんが、鍼や灸でツボを刺激する鍼灸《しんきゅう》治療を受けたところ、ポジティブ思考になり、リラックスできるようになったという報告もされています。

これはツボを刺激すると脳が活性化するため。実際に鍼灸の施術後、脳の血流量を確認したところ、前頭葉で大幅な改善がみられました。おそらく脳の炎症物質が減って神経細胞の活動が活性化され、うつの症状が改善したのでは？　と研究がすすめられています。巣ごもりうつを改善するなら、まず「合谷」と「百会」という2つの〝うつ消しツボ〟を刺激してみましょう！

不安感、気うつを解消！ 心に効く2つのツボ

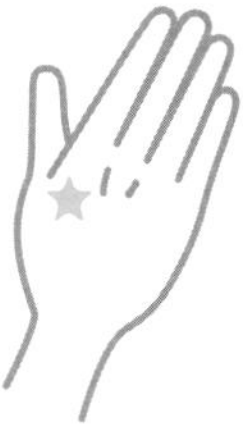

合谷《ごうこく》

首から上の様々な症状に効果のある万能なツボ。手の甲の親指と人差し指の間に位置する。うつやストレス、頭痛、めまい、眼精疲労、歯周病、冷え性や大腸の病気、肩こりの改善などに効果がある。

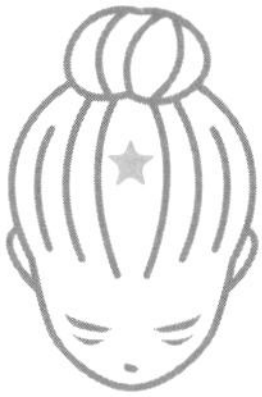

百会《ひゃくえ》

全身の気の流れを司り、自律神経と直結する重要なツボ。左右の耳の上端を頭のてっぺんで結び、眉間の延長線上が交わる位置。高血圧のほか、うつや不眠、抜け毛、鼻づまりなど顔や頭の症状に効果的。

ツボ押しのやり方ポイント

❶ 指でツボを5秒押す。
❷ 指を離して5秒休む。
❸ ❶～❷を5回ほど繰り返す。

ツボを押す強さは、痛気持ちいいと感じる程度。強く押しすぎたり、頻度が高すぎたりすると内出血する恐れもあるので注意しましょう。はじめは痛みがあるかもしれませんが、刺激しているうちにだんだん気持ちよくなってくるはず。痛みはツボを押せている証拠なので、一つの目安にしましょう。

ツボ&漢方 26

巣ごもりうつは気虚《ききょ》、気滞《きたい》、血虚《けっきょ》を悪化させる

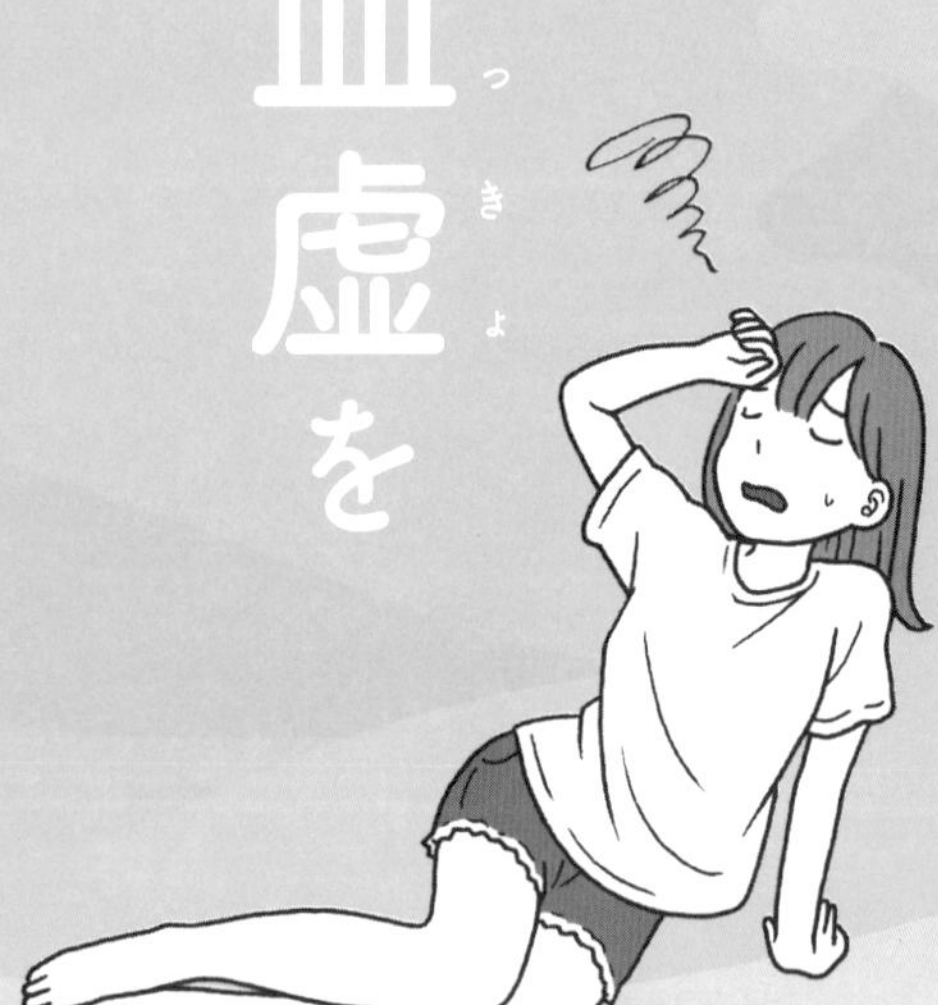

なぜ？ 長期間の巣ごもり生活が体のめぐりを滞らせる

巣ごもりうつは、ストレスや自律神経の乱れ、運動不足、食生活の乱れなどにより引き起こされます。これは東洋医学でいう、気虚、気滞、血虚の症状を引き起こしやすい状態といえます。東洋医学では、体は「気《き》」「血《けつ》」「水《すい》」という3要素で構成され、それぞれのめぐりが滞ったり、不足したりすると様々な不調が起こると考えられています。

長期間の巣ごもり生活で気血水のバランスが崩れると、それぞれがうまく支えあえなくなり、気うつ、エネルギー不足、ふらつき、不眠など様々な不調を生じるのです。

なぜ？ 改善したい症状をツボ押しで解消！

そこで、まずはP78の症状チェックで気虚、気滞、血虚の症状があるか確認してみましょう。エネルギー不足なら気虚、気のめぐりが滞る気うつなら気滞、栄養不足で血が足りない貧血なら血虚になっていることが考えられます。

この章では、気虚、気滞、血虚の症状を改善するツボを紹介します。なにげない症状でも、放っておくと悪化する恐れがあるので注意が必要です。**気軽にできるツボ押しで、気血水のめぐりを改善し、巣ごもりうつのいや〜な不調を撃退しましょう！**

「あ、今日いい感じ♪」が続くコツ

まずは巣ごもりうつのタイプを見極めよ！

ツボ&漢方

26

心も体も支配する気血水って？

東洋医学では、「気」「血」「水」というものさしで病気をみます。「気」は生命エネルギーのこと。「血」は体の隅々に栄養を届ける血液とそこに含まれる栄養をさし、「水」は血液以外のすべての水分（リンパ液、組織液、唾液、汗、尿など）をさします。

これら3つのバランスが整って、スムーズに流れていることがもっとも健康な状態。ですが、気血水のどれか一つでも過不足があれば、全体のバランスが崩れて体に様々な不調を引き起こします。

気が不足すれば、血や水が滞って、気虚や気滞の症状を招きます。血の不足や滞りは栄養不足を引き起こし、血虚や瘀血《おけつ》に陥ります。水が滞ったり、多すぎたりすると、水滞《すいたい》や乾きを引き起こします。

ツボは、こうした気血水の流れを正常にする手助けをしてくれるのです。

目に見えない生命エネルギーのこと。活力や気持ちに影響する。自律神経や消化器に直結して、滞ったり不足したりすると様々な不調を引き起こす。

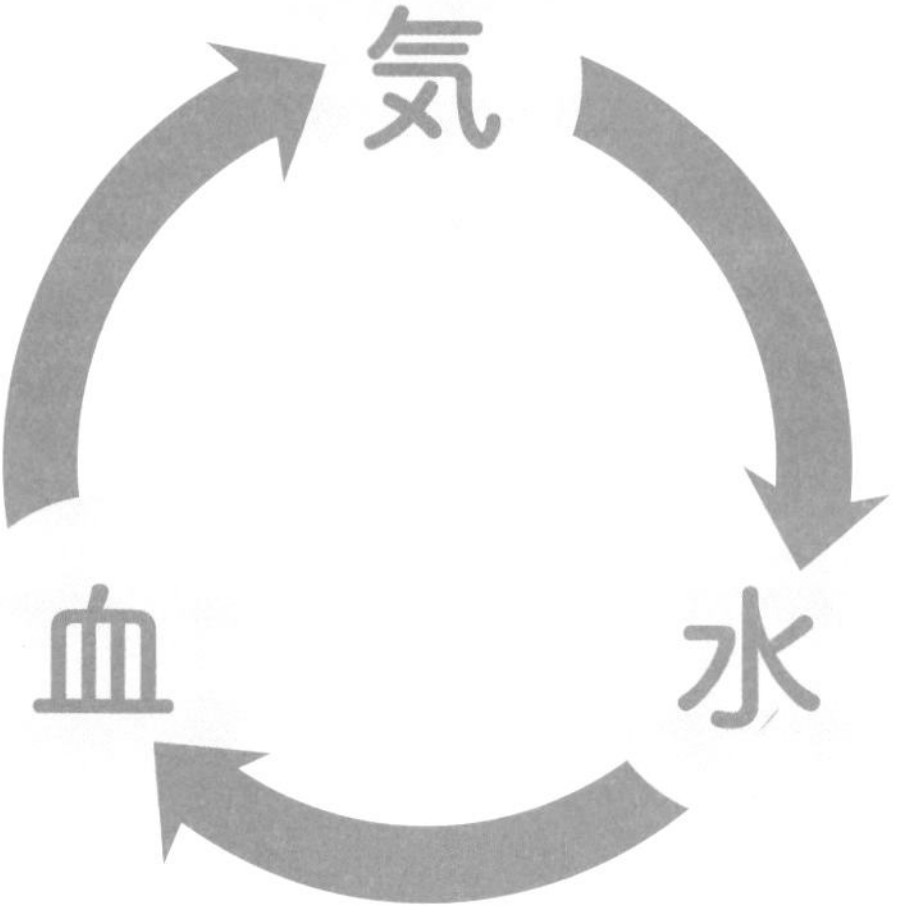

全身をめぐる血液や栄養のこと。過不足があると体の臓器や細胞に酸素や栄養がうまく届かなくなり、不調を招く。女性ホルモンとも深い関わりがある。

リンパ液、組織液、唾液、汗、尿など、体内に存在する血液以外のすべての水分のこと。多いとむくみ、少ないと渇きを引き起こす。

ツボ&漢方 27

巣ごもりうつ「気虚・気滞・血虚」症状チェック

ここでは、東洋医学の気血水からみた、巣ごもりうつで陥りやすい症状をチェックすることができます。「気虚」「気滞」「血虚」のそれぞれの症状リストで、5つ以上当てはまる症状があったら、P80から紹介する症状改善に効果のあるツボを刺激してみましょう！

「気虚」の症状リスト

- □ 疲れやすい
- □ 気力や元気が出ない
- □ 体がだるい
- □ 顔色が悪い
- □ 胃腸が弱い
- □ 食欲がない
- □ 声が小さい
- □ 脈が弱々しい
- □ 軟便ぎみ
- □ へその下の部分を押すと柔らかい

「血虚」の症状リスト

- □ 貧血、ふらつきがある
- □ めまいがする
- □ 手足がしびれる
- □ 抜け毛、白髪が多い
- □ 皮膚に艶がない
- □ 顔色が悪い、青白い
- □ 肌が荒れる、肌がカサカサ
- □ やせぎみ
- □ 不眠ぎみ
- □ 目がよくかすむ
- □ 集中力がない
- □ 月経不順

「気滞」の症状リスト

- □ うつっぽい、情緒不安定
- □ イライラしやすい
- □ 怒りっぽい
- □ 物事に興味がわかない
- □ のどや胸がつかえるような感じがする
- □ 眠りが浅い、寝付けない
- □ 朝なかなか起きられない
- □ ストレス食いしやすい
- □ お腹にガスが溜まる、脇腹が張る

ツボ&漢方 28

エネルギー不足の「気虚」にはこの神ツボ

「気」は生命エネルギーのことで、誰でも長時間の労働や激しい運動をすれば、気が不足した状態になります。それでも食事や睡眠をとって、一晩きちんと休めば気は自然と回復します。気は自律神経や消化器とつながりが深く、自律神経が乱れやすい巣ごもり生活では慢性的に気が不足する気虚の状態になりやすいといえます。症状は、疲労感や倦怠感が強く、気力や元気が出ないのが特徴。

もともと体力がない人、体が弱い人などは、気虚の症状が出やすいので要注意。症状を自覚したら「気海」と「足三里」のツボを刺激して、体を活性化しましょう！

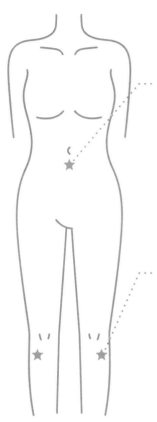

気海《きかい》

元気を生み出し、倦怠感を改善するツボ。おへそから指2本分下に位置する。呼吸器や消化器に働きかけて、低血圧や食欲不振を改善。足三里と一緒に押すとより効果がアップする。

足三里《あしさんり》

気海同様、元気を生み出す万能のツボ。ひざの皿の外側にあるくぼみから指4本分下にある。胃腸の不調やむくみ、肩こり、更年期障害、便秘・下痢を改善する。

気虚を改善する生活ポイント

体にエネルギーが不足している状態なので、できるだけ質のよい睡眠をとるように心がけ、しっかり心身を休めましょう。自律神経が乱れやすいので、胃腸のケアも必要。冷たいものや生もの、脂っこい食べものはできるだけ避けましょう。

ツボ&漢方

29

ふさぎ込み・情緒不安定の「気滞」にはこの神ツボ

通常、エネルギーである「気」は体の中を滞りなくスムーズにめぐっています。ところが、巣ごもり生活のストレスや食事の不摂生などが続くと気が停滞して自律神経が乱れます。すると交感神経が優位になり、情緒不安定、不眠などに陥るのです。お腹にガスが溜まり、脇腹が張るのも気滞の特徴。

イライラ解消のためについストレス食いをして、さらに症状を悪化させる場合もあるので要注意。定期的なメンテナスが必要です。気滞の症状に効くツボは「膻中」、「太衝」、「労宮」の3つ。放置すると「血」や「水」のめぐりも悪化させてしまうので、めぐりをよくすることを心がけて！

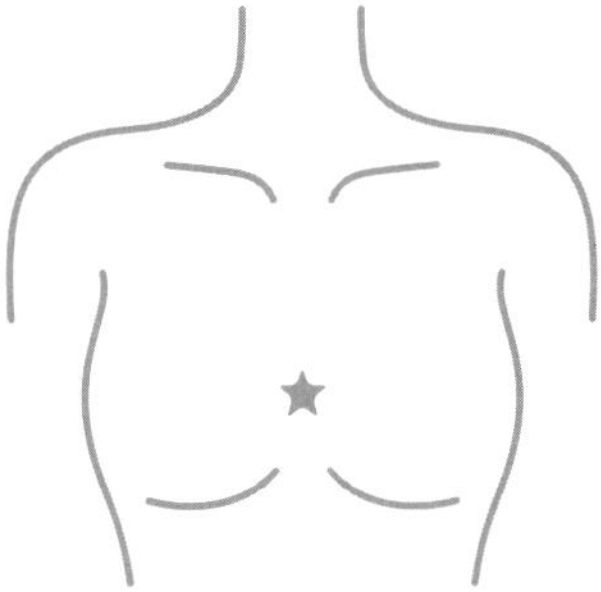

膻中《だんちゅう》

ノイローゼやイライラ解消に効果のあるツボ。2つの乳頭を結んだ真ん中の場所より少し上にある、押すと痛みを感じるところ。情緒の安定や暴飲暴食の抑制に効果的。

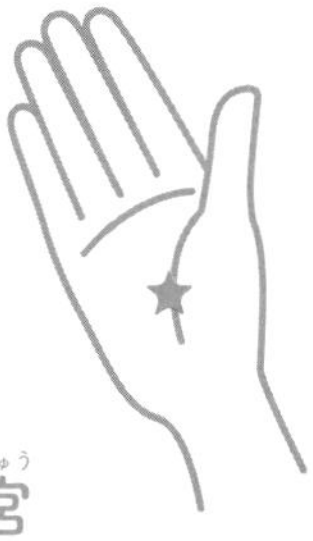

労宮《ろうきゅう》

血のめぐりを改善し、酸素の供給量を増やすツボ。循環器を守る働きも。手を握って中指があたる場所。副交感神経を優位にして、疲れや多汗も改善する。

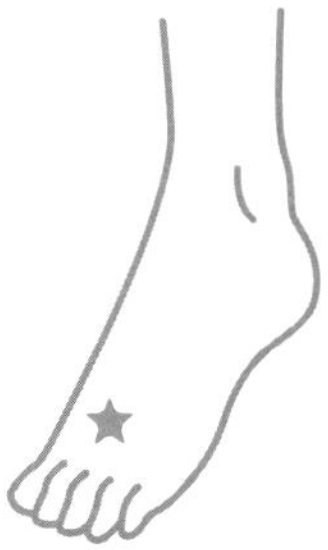

太衝《たいしょう》

気のめぐりをよくするツボ。足の親指と人差し指の骨の接合部にある。イライラを鎮め、体の冷え、更年期障害、のぼせ、耳鳴りなどの改善にも効果的。

気滞を改善する生活ポイント

交感神経優位の状態なので、副交感神経が優位になるようにリラックスした生活を送りましょう。ルールを決めず、なるべく気ままに過ごしてください。ストレス食いや糖質中毒に注意して。自分なりのストレス解消法を見つけるとよいでしょう。腹式呼吸もおすすめです。

ツボ&漢方 30

貧血ぎみでふらつく「血虚」にはこの神ツボ

食事から摂取した栄養は、血液を通して全身の細胞へ届けられます。しかし、偏食などによる栄養不足や月経で血液の栄養が足りなくなると、血虚に陥ります。

巣ごもり生活では、食生活が単調になったり、ストレスによる暴飲暴食、食欲減退などが起こりやすく、注意が必要です。

血虚は、ふらつき、めまい、しびれ、抜け毛、白髪などの症状が現われます。ホルモンバランスにも影響が出る場合があり、月経期間が短くなる恐れや、放置すると不妊を招く可能性も。「三陰交」と「血海」の2つのツボが効果を発揮しますので、活用してみてくださいね。

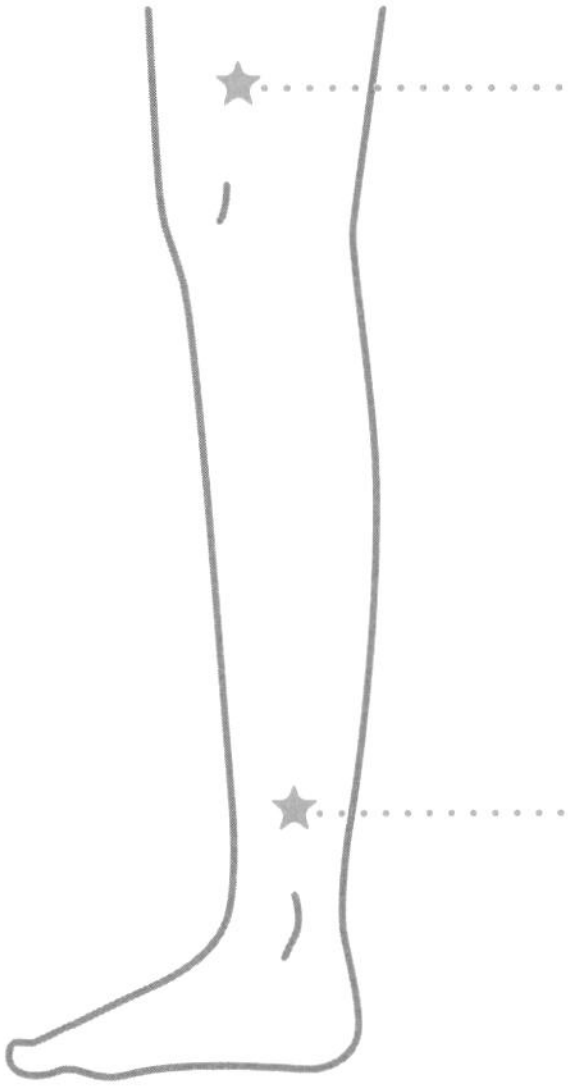

血海《けっかい》

血を生み出して、めぐりをよくするツボ。ひざの皿の内側の骨から指3本分上にある。奥にあるので少し強めに押すこと。生理痛や貧血にも効果的。

三陰交《さんいんこう》

血海同様、血を生み出して、めぐりをよくするツボ。足の内くるぶしから指4本分上にある。「女性の三里」とも呼ばれ、婦人科系症状や更年期障害の改善にも効果的。

血虚を改善する生活ポイント

栄養不足の状態なので、バランスよくできるだけ多くの食材を食べるように心がけて。とくに肉（レバーや牛赤身肉）や魚（マグロ、カツオ）、大豆（豆腐、納豆）などのタンパク質食品やドライフルーツ、色の黒い食品を積極的にとりましょう。

ツボ&漢方
番外編

「イライラ・不眠・不安」を吹き飛ばす神ツボ

不安を感じたら……

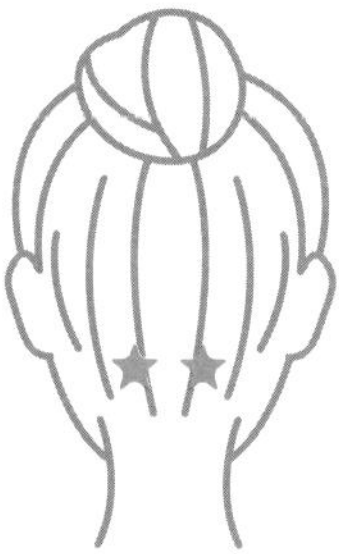

上天柱《じょうてんちゅう》

血のめぐりをよくして後頭部の筋肉のコリをとるツボ。後頭部の頭と脊椎の結合部、骨の両外側で脊柱起立筋の上部分。血流が改善して自律神経が整い、不安解消や精神疲労の回復、頭痛改善に効果がある。

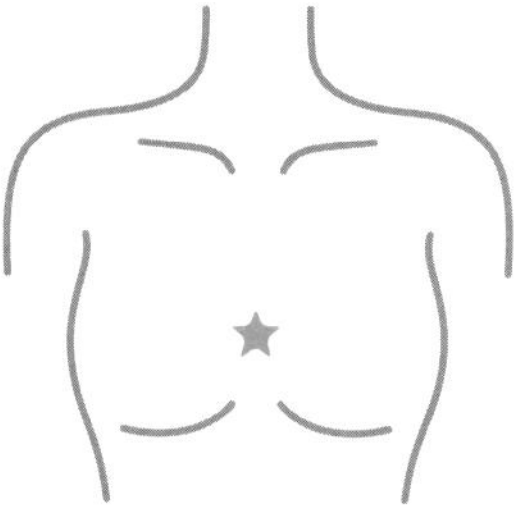

膻中《だんちゅう》

ノイローゼやイライラ解消に効果のあるツボ。2つの乳頭を結んだ真ん中より少し上にある、押すと痛みを感じるところ。情緒の安定や暴飲暴食の抑制に効果的。

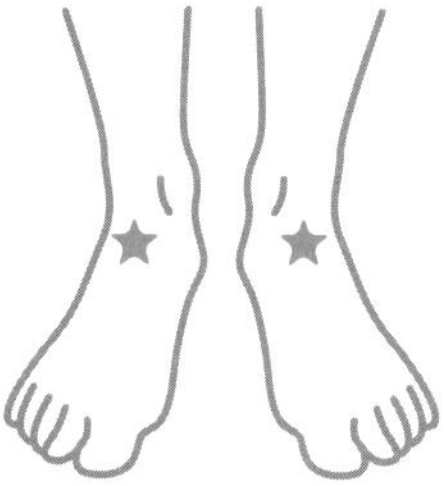

中封《ちゅうほう》

ストレスによるイライラや心の不調を鎮めるツボ。内くるぶしと足首の前、くびれ側の間のくぼみにある。腰痛の特効ツボとしても有名。

イライラしたら……

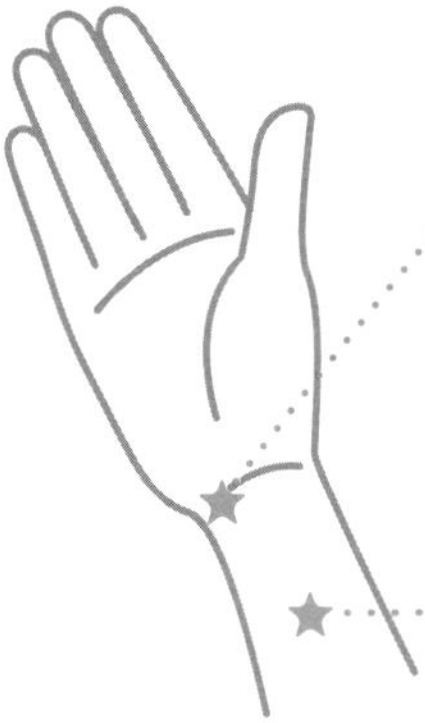

神門《しんもん》

イライラを鎮め、不安定になった情緒を落ち着かせるツボ。手首の小指側の関節の上のくぼみにある。悩みなどで考え込んだら、刺激すると楽になる。

内関《ないかん》

自律神経を整えて、情緒を安定させるツボ。手首の内側のシワから指3本分下にある真ん中の筋と筋の間。心身症、つわり、ストレスの軽減や平衡感覚を正常にする効果も。

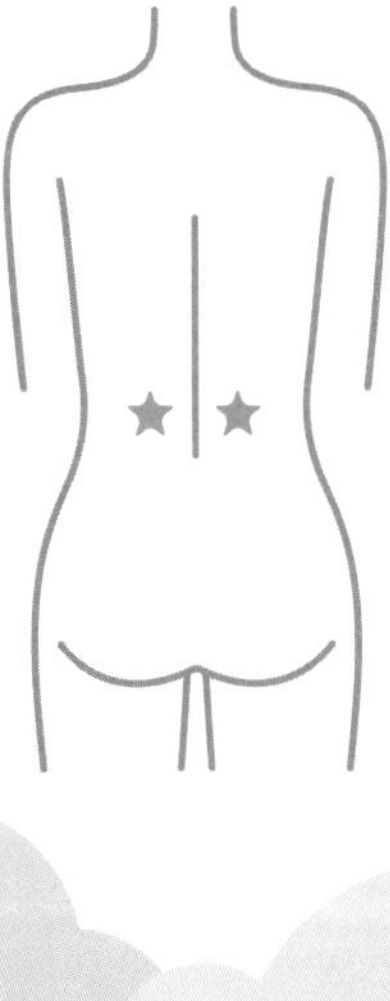

腎兪《じんゆ》

エネルギーの気を司り、腰の筋肉のコリや痛みを解消するツボ。背骨の第二腰椎の脇、骨盤の上部分。腎兪を中心に背骨に沿って上下を刺激すると背中がリラックスして、イライラ解消に効果がある。

外関→膻中→巨闕→百会→外関
の順に押すと効果がアップ!

眠れないなら……

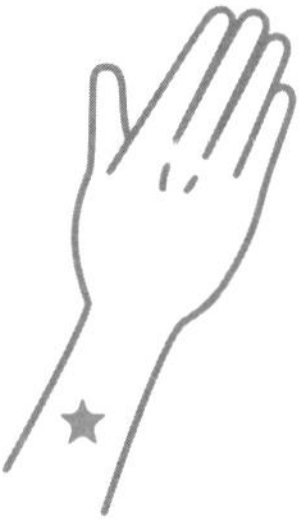

外関《がいかん》

自律神経を整え、副交感神経を優位にするツボ。手の甲側の手首から指3本分下、真ん中に位置する。不眠や疲労、頭痛の改善にも効果がある。

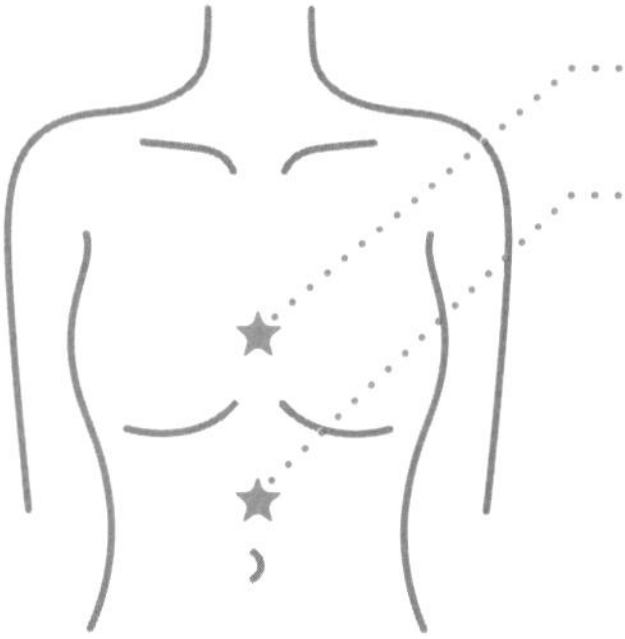

膻中《だんちゅう》 ➡P86参照

巨闕《こけつ》

ストレスや不安、不眠、胃腸障害の改善に効くツボ。おへそとみぞおちの直線上で、みぞおちにある尖った骨（剣状突起）の指2本分下の位置にある。心の緊張をといてくれるリラックスのツボ。

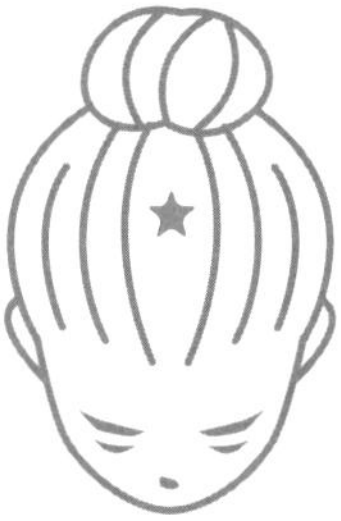

百会《ひゃくえ》

全身の気の流れを司り、自律神経と直結する非常に重要なツボ。左右の耳の上端を結び、眉間の延長線上、頭頂部分にある。うつや不眠、高血圧、抜け毛、鼻づまりなど顔や頭の症状に効果的。

食欲がないなら……

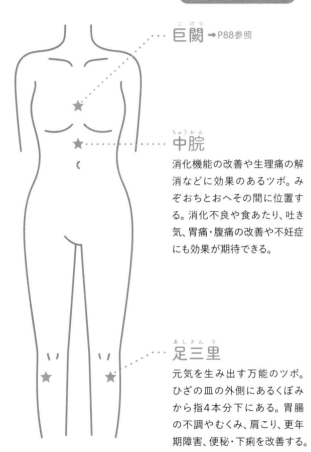

巨闕《こけつ》 ➡P88参照

中脘《ちゅうかん》

消化機能の改善や生理痛の解消などに効果のあるツボ。みぞおちとおへその間に位置する。消化不良や食あたり、吐き気、胃痛・腹痛の改善や不妊症にも効果が期待できる。

足三里《あしさんり》

元気を生み出す万能のツボ。ひざの皿の外側にあるくぼみから指4本分下にある。胃腸の不調やむくみ、肩こり、更年期障害、便秘・下痢を改善する。

ストレスには……

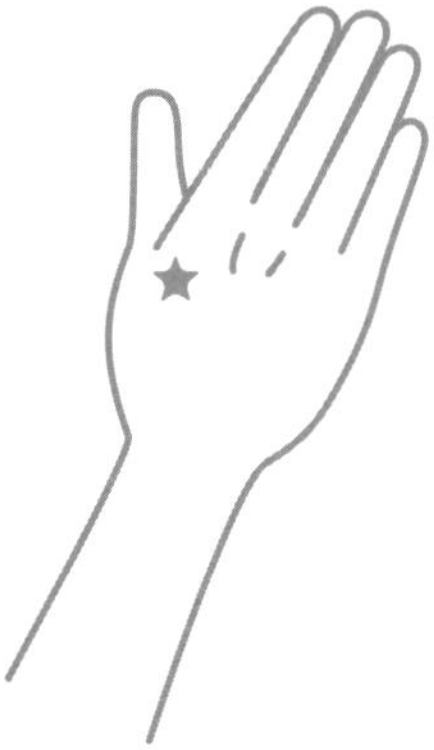

合谷《ごうこく》

首から上の様々な症状に効果のある万能なツボ。手の甲の親指と人差し指の間にある。うつやストレス、頭痛、めまい、眼精疲労、歯周病、冷え性や大腸の病気、肩こりの改善などに効果的。

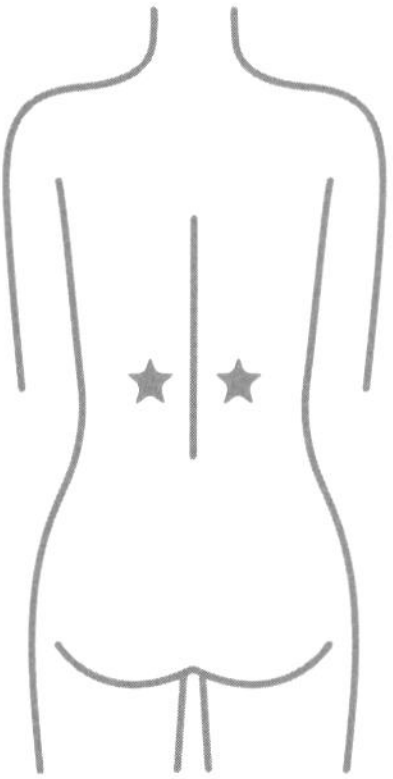

志室《ししつ》

慢性疲労や腰痛の改善に効果のあるツボ。背中の肋骨の一番下あたり、両側にある。腰痛の人は刺激すると痛みを感じる。疲れやすい人は、定期的に刺激するとよい。

元気を出すなら……

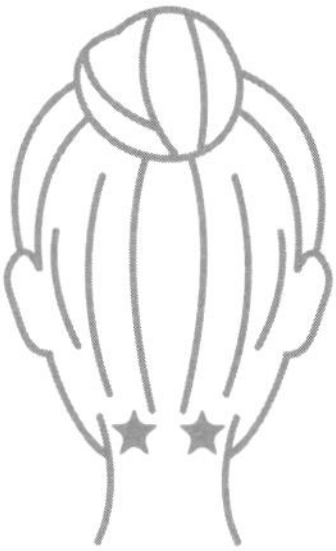

天柱《てんちゅう》

心身をリラックスさせ、全身の症状を改善する頭部で重要なツボ。後頭部の首の真ん中上部、骨のくぼみの両外側にある筋肉の筋から親指1本分外側にある。

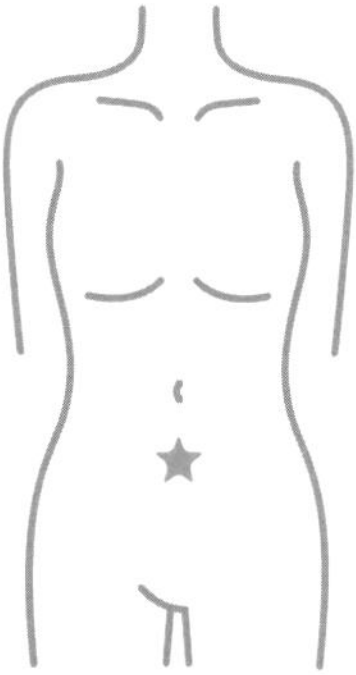

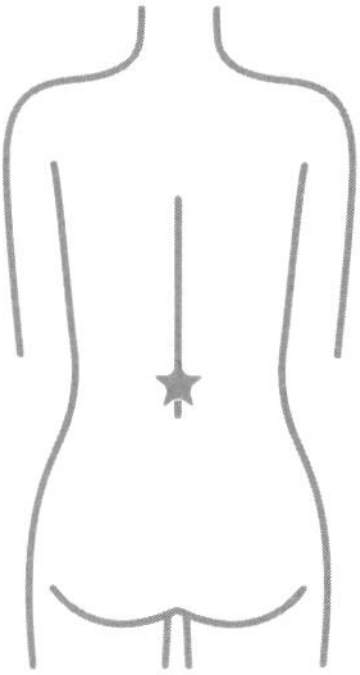

関元《かんげん》

元気になれる最強のツボ。おへそから指4本分下にある。消化器から生殖器、泌尿器まで網羅する応用範囲の広さが特徴。胃腸障害や生理痛など女性特有の症状、精力減退も改善。元気になりたいなら、命門と一緒に押すと効果がアップ!

命門《めいもん》

生命のパワーを司り、元気の源となるツボ。背中のおへその真裏あたりにある。本来備わる体のエネルギーを整え、健康に導く。病後の体力回復や精力減退による症状改善、子宮や腸、鼻血などの出血を止める効果がある。

ツボ&漢方 31

漢方薬って エナドリ級に効くんです!

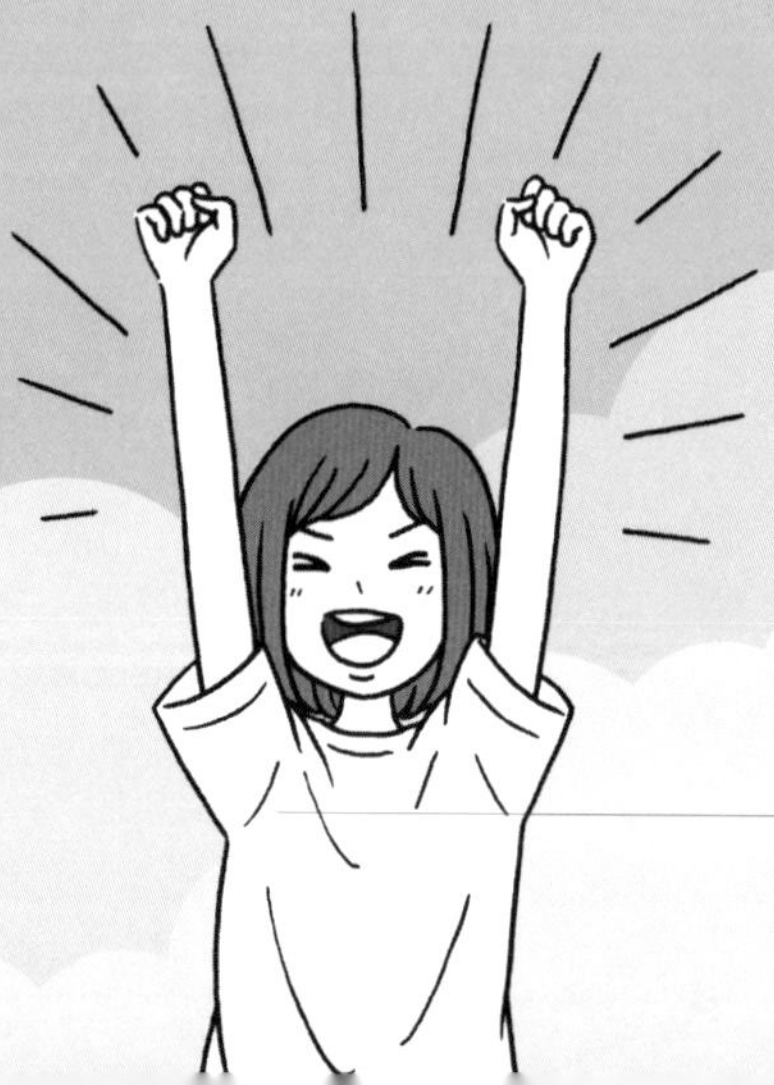

なぜ？ 即効性の高い漢方薬もたくさんある！

ここまで、巣ごもりうつに効くツボを紹介してきましたが、東洋医学では症状の治療を行う際に漢方薬も欠かせません。しかし、「漢方薬って体によさそうだけど長く飲まないと効かなそう」と思っている人も少なくないようです。

確かに、**継続して飲むことでより効果が現れる漢方薬もありますが、エナジードリンク並みに即効性の高い漢方薬も多くあります。**ですから、巣ごもりうつの症状がひどい場合は、ツボと合わせて漢方薬も試してみることをおすすめします。

なぜ？ 活力を与えてくれるおすすめ漢方薬はこれ！

とにかく元気を出したい、疲れを取りたい、という時に、どんな人でもすぐに効果を感じられるのが、補中益気湯《ほちゅうえっきとう》と人参養栄湯《にんじんようえいとう》です。これは私がクリニックで患者さんにおすすめしている最強二大漢方。

補中益気湯は、エネルギー不足（気虚）の症状に効果的で、気を増やしてエネルギーを与えてくれます。人参養栄湯は体力虚弱に処方する漢方薬で、服用すると体の隅々に栄養が届けられ、元気になるのを感じられるはず。ポピュラーな漢方薬なので、手に入りやすいです。ぜひ、お試しを！

「あ、今日いい感じ♪」が続くコツ

漢方の力を借りて、毎日元気に過ごそう！

column

のどがいがらっぽいなと思ったら桔《き》梗《きょう》湯《とう》でうがいを

桔梗湯は、のどの腫れや痛み、咳の鎮静に効果があり、風邪の諸症状改善に使われるポピュラーな漢方薬です。

通常は服用しますが、のどのイガイガや腫れを感じた時は、裏ワザとして桔梗湯を溶かした水をうがいに使ってみてください。うがいで使うことで漢方の有効成分が直接のどに触れ、服用して胃腸から吸収するより即効性があります。

うがいについては、P112で「毒出し口ゆすぎ」をおすすめしていますが、のどの不調がある場合には「桔梗湯うがい」もぜひ試してみるとよいでしょう。

巣ごもり生活が始まってから感染対策でうがいをする機会も増えました。少しの工夫でウイルス予防効果がアップしますので、ぜひ色々試してみてください。

PART 3

脱「マスクうつ」魔法の早口言葉トレーニング

マスクがもたらすのは、うつと心身の衰えだった⁉
表情筋と舌筋を効率的に鍛える早口言葉をたっぷり紹介。

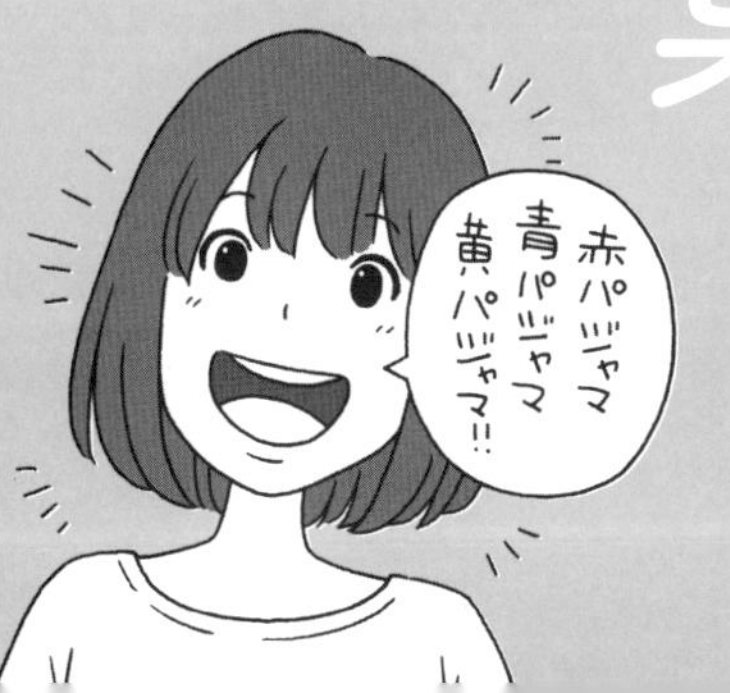

早口言葉

32

マスクの下で口呼吸してませんか？「酸欠状態」で心も体も衰える！

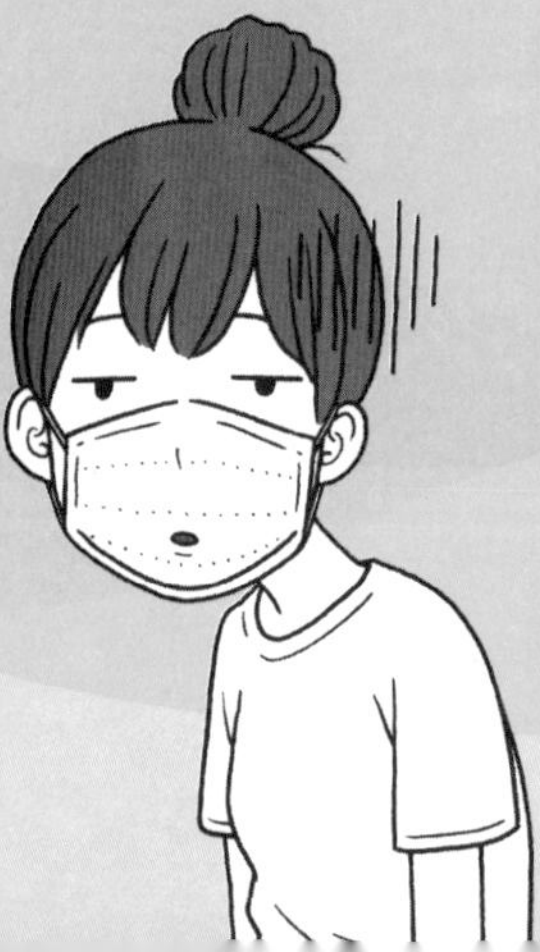

なぜ？ 舌の筋肉が衰えると心身に悪影響が及ぶ

マスクで無表情化⬇無感情化すると、幸せホルモンが減ってマスクうつを招くというお話をしました（P20）。**じつは無感情になるとうつを招くだけでなく、全身にも悪影響を及ぼすことがわかっています。**

とくに怖いのが、舌筋の衰え。無感情化し、笑ったり、話したりする機会が減ると、舌筋が衰えて飲み込む力が弱まります。すると柔らかいものばかり食べたり、食が細くなったりして栄養が偏ります。その結果筋肉が減少し、細胞の新陳代謝が弱まるなど、様々な体の衰えを招くのです。

なぜ？ 感染症やうつを招く恐ろしい口呼吸

さらに舌筋が衰えると、本来上あごに触れているはずの舌が落ちてきて口が開きやすくなり、口呼吸になります。加湿やフィルターの役割をしてくれる鼻を使わずに口から息をすると、ウイルスや菌、ホコリ、乾燥した外気を直接肺に吸い込んで、感染症やのどを痛めるリスクが高まるのです。

さらに**呼吸が浅くなって交感神経が優位になり、自律神経のバランスも乱れます。酸素もうまく取り込めないため、脳が低酸素状態になり、うつ症状をも招いてしまうのです。**

「あ、今日いい感じ♪」が続くコツ

マスクをしていても鼻呼吸をする努力を！

早口言葉 33

ポジティブの特効薬！
早口言葉の効能って？

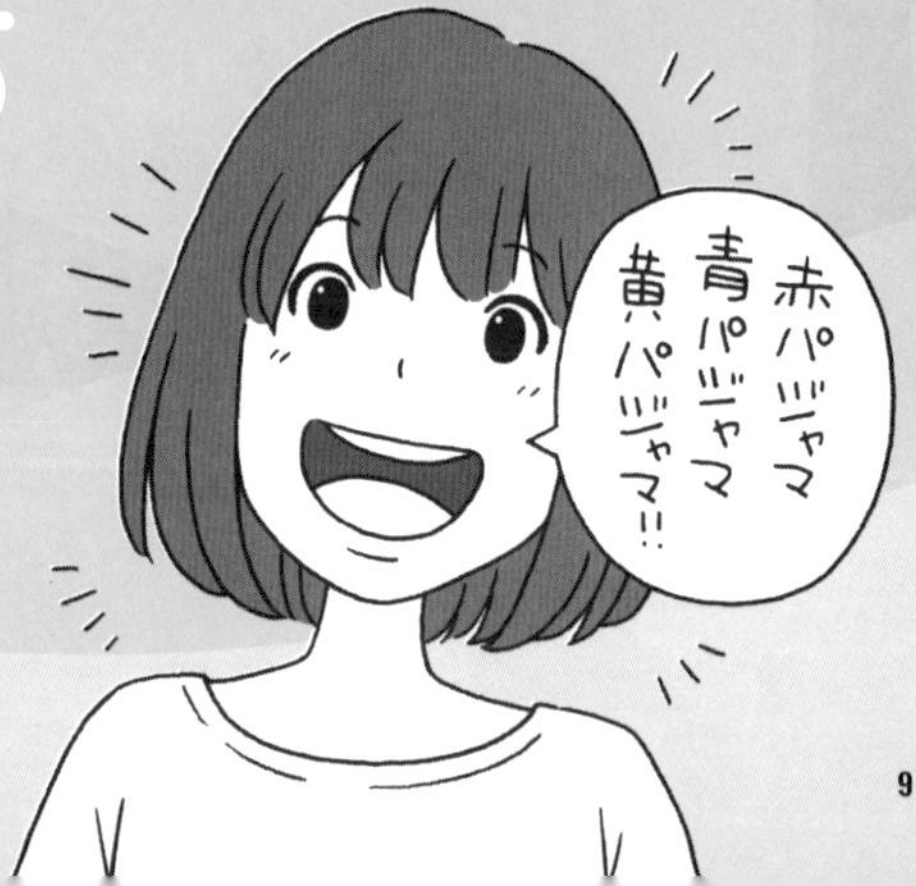

なぜ? 舌の筋肉を簡単に鍛えられる!

巣ごもり生活で舌筋を衰えさせないために、ぜひ習慣にしたいのが早口言葉です。舌筋は、基本的に会話でしか鍛えられませんが、早口言葉なら話し相手がいなくてもOK。鍛えにくい舌の付け根も刺激できます。実際、早口言葉は嚥下《えんげ》機能の低下した高齢者のリハビリでも活用されています。

舌の筋肉が復活すれば自然と鼻呼吸になって、深く息を吸えるようになります。するると副交感神経が優位になり、自律神経が整って、巣ごもりうつの様々な症状が改善されるのです。

なぜ? 幸せホルモンの分泌やうつ・ストレス解消に効果的

さらに**早口言葉で口を大きく開けると、口角が自然と上がり、セロトニンやオキシトシンなどの幸せホルモンも大分泌! 心がポジティブになることで免疫も活性化します。**

また、お腹から大きな声を出すことで、ストレスやうつの解消にもつながります。家族と一緒に楽しみながら行うと効果もアップしますよ。次のページからは、うつを吹き飛ばす早口言葉を紹介しますので試してみてください。もちろん好きな早口言葉でもよいので、毎日続けてみてくださいね。

「あ、今日いい感じ♪」が続くコツ

舌の筋トレも欠かさずに!

早口言葉
34

あなたは何秒で言える？うつを吹き飛ばす早口言葉

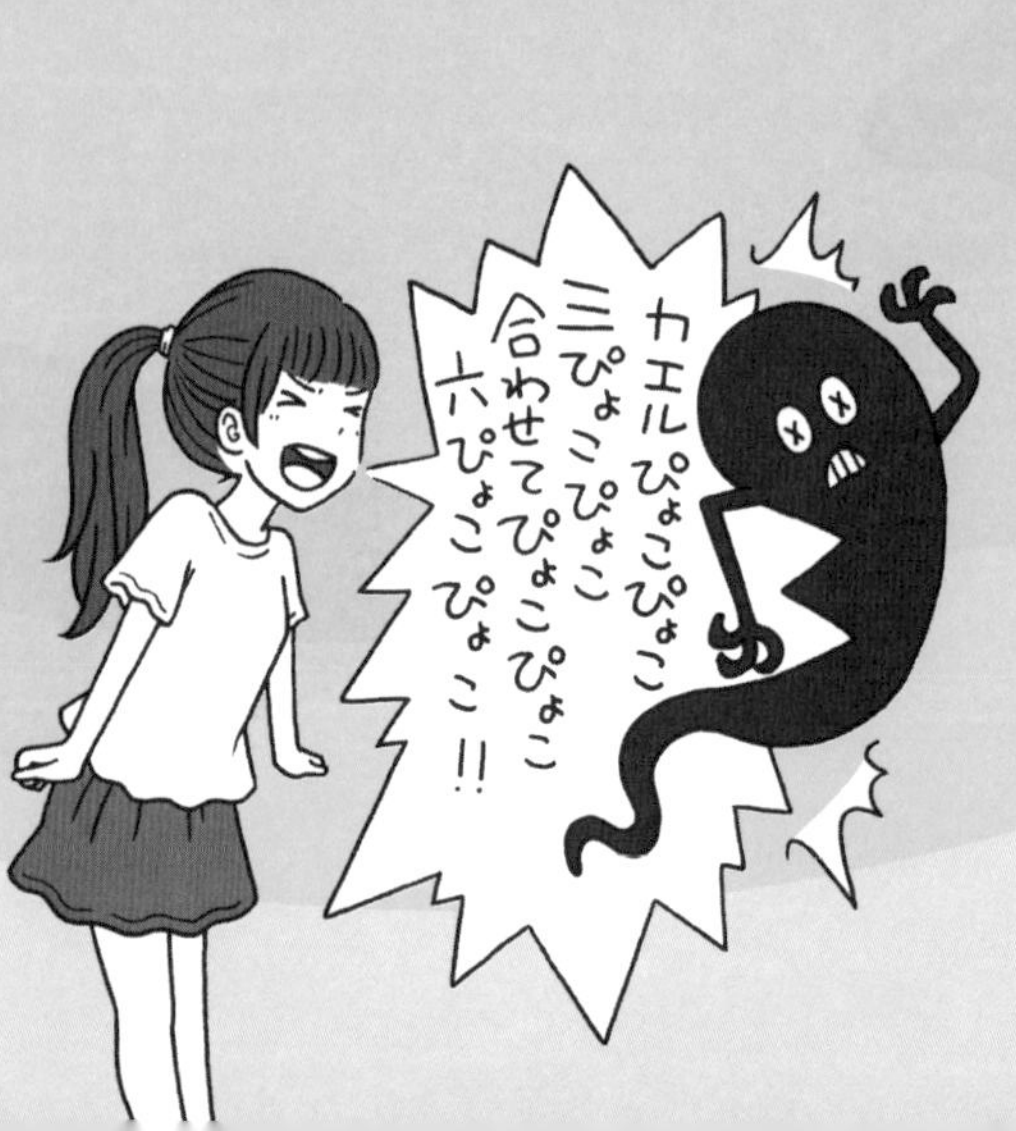
カエルぴょこぴょこ
三ぴょこぴょこ
合わせてぴょこぴょこ
六ぴょこぴょこ!!

3回繰り返す。できるだけ滑舌よく、口を大きく開けて大きな声で言うと効果がアップ！

うつを吹き飛ばす早口言葉 1

密集阻止！
密接阻止！
密閉阻止！

×3回

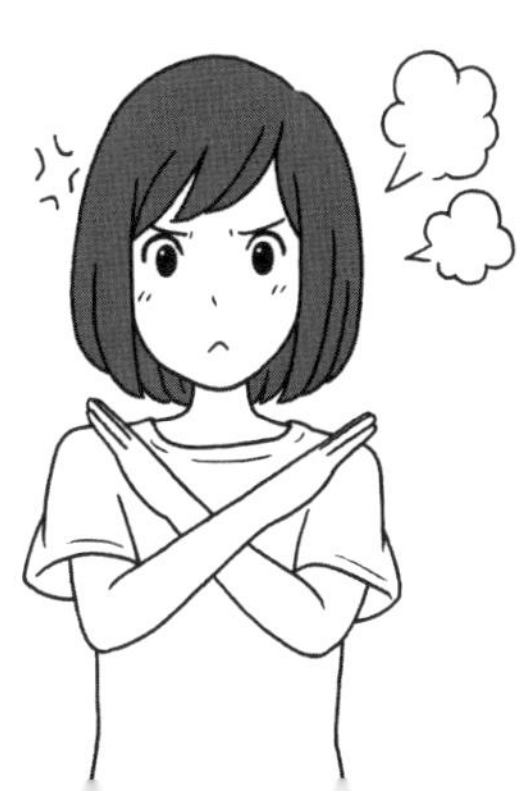

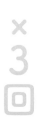

学校 急遽 休校
家で自習
超集中 長州力

×3回

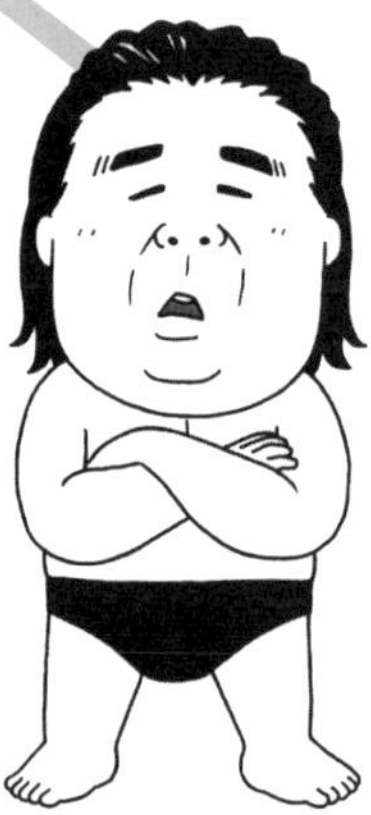

きつい時期
傷つきつつも
危機突き破る
絆あり

×3回

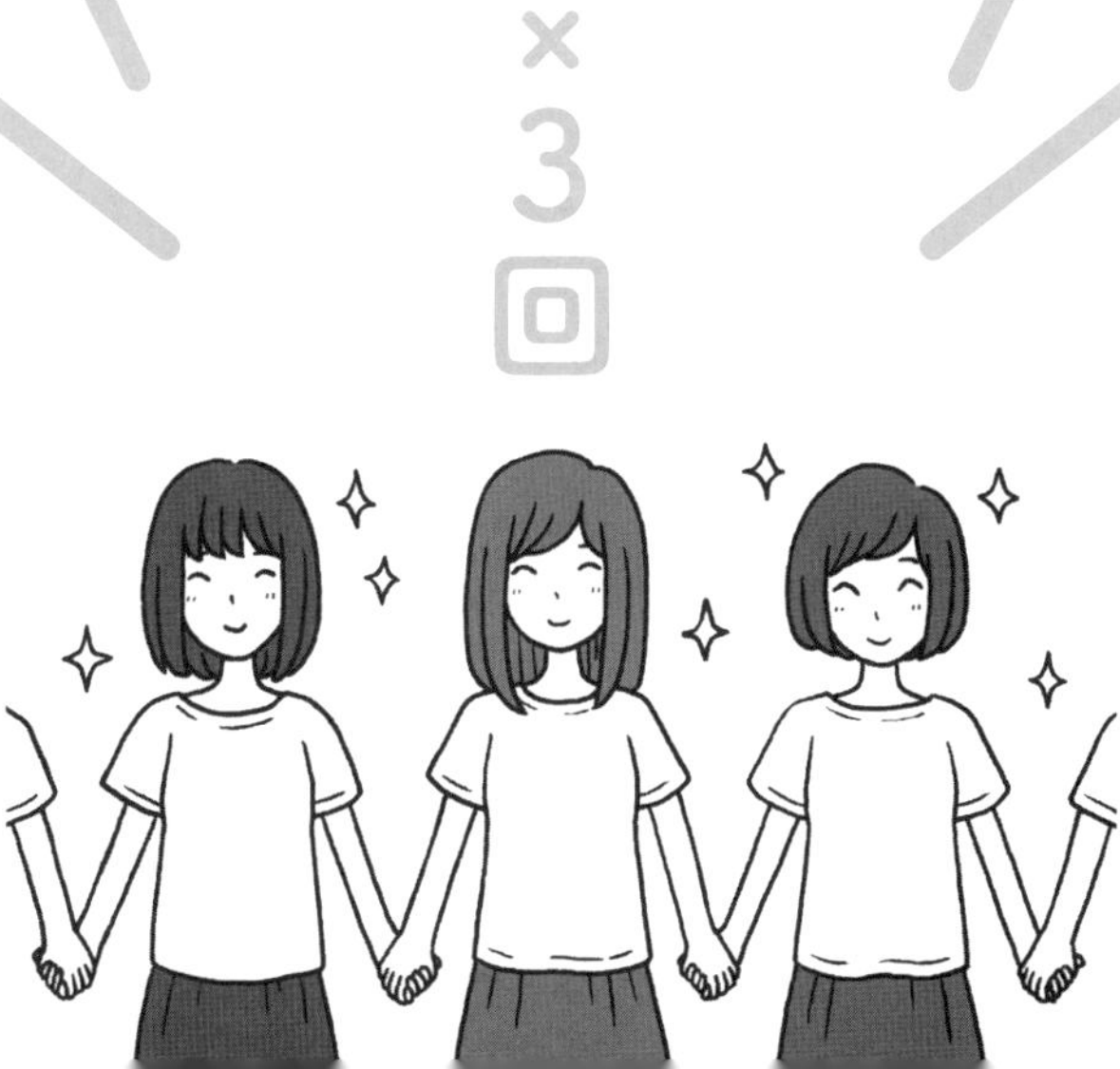

うつを吹き飛ばす早口言葉④

手洗いじゃぞ！
うがいじゃぞ！
距離を取るんじゃぞ！
今の不満我慢で
自慢のニッポンに
するんじゃぞ！

×3回

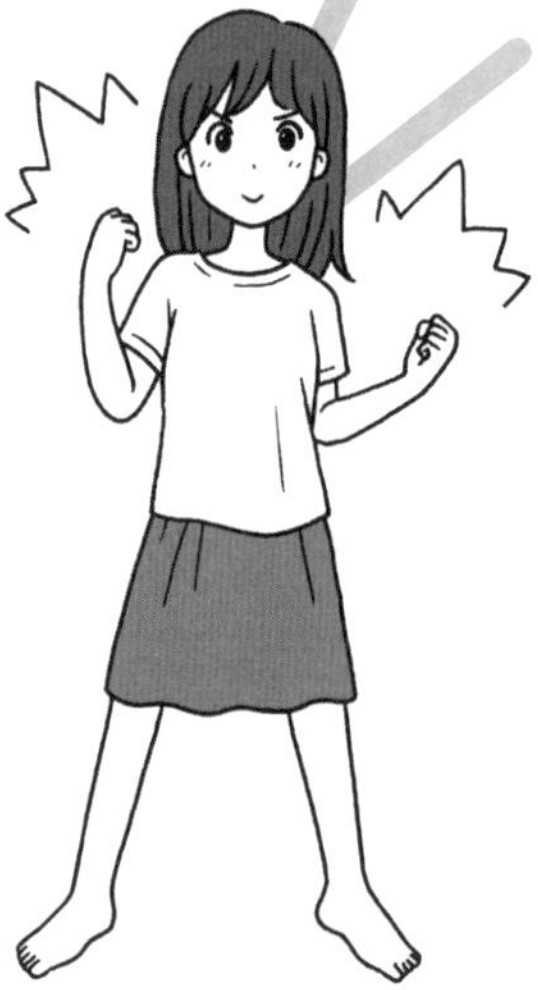

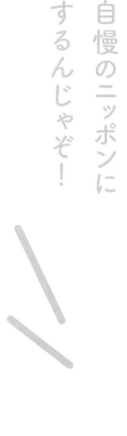

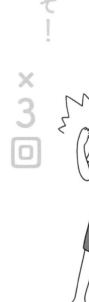

会うより今
愛あるのは
会わないで言う
愛してる

×3回

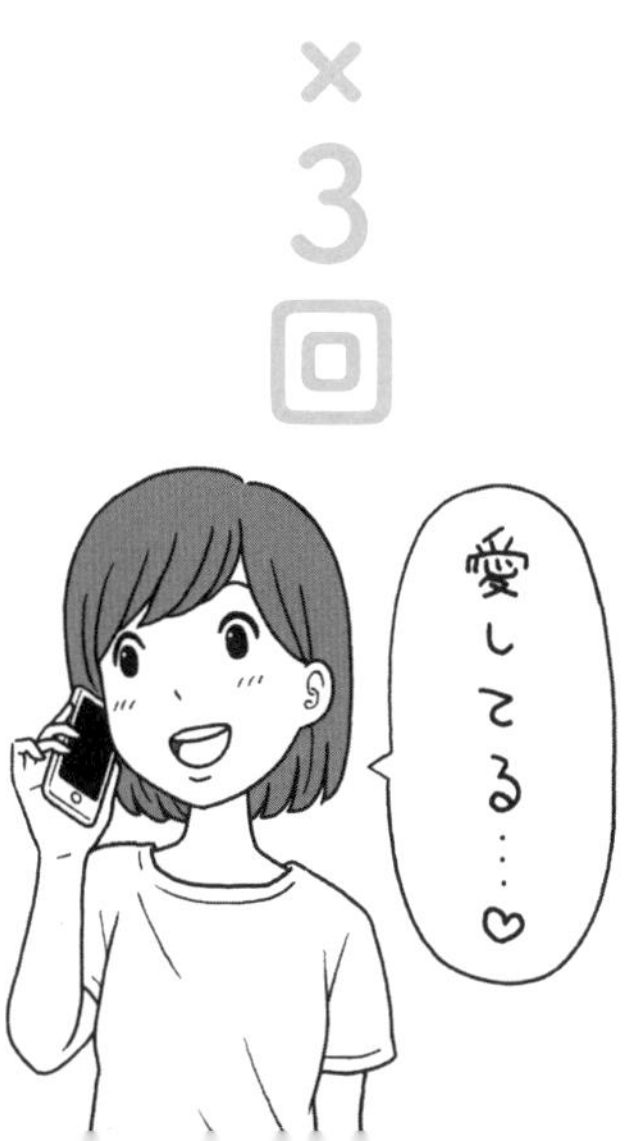

早口言葉 35

表情筋に効く！「ウイスキー体操」

マスクで無表情化⬇無感情化し、笑ったり、話したりする機会が減ると、舌筋だけでなく表情筋も衰えます。表情筋の衰えは、顔全体のたるみやシワなど、顔老化の大きな原因になります。ですから早口言葉と合わせて、表情筋を鍛える「ウイスキー体操」を実践してみてください。

やり方は、とっても簡単。口を大きく動かしながら「ウ」「イ」「ス」「キー」と順番に発音していくだけ。ポイントは、口をゆっくり動かしながら、顔全体の表情筋をできるだけ動かすこと。とくに「キー」の発音で口角を上げましょう。左のイラストを参考に実践してみてください！

ウイスキー体操のやり方

歯を軽くとじる。口を大きく動かして
「ウ」「イ」「ス」「キー」と順番に発音する。

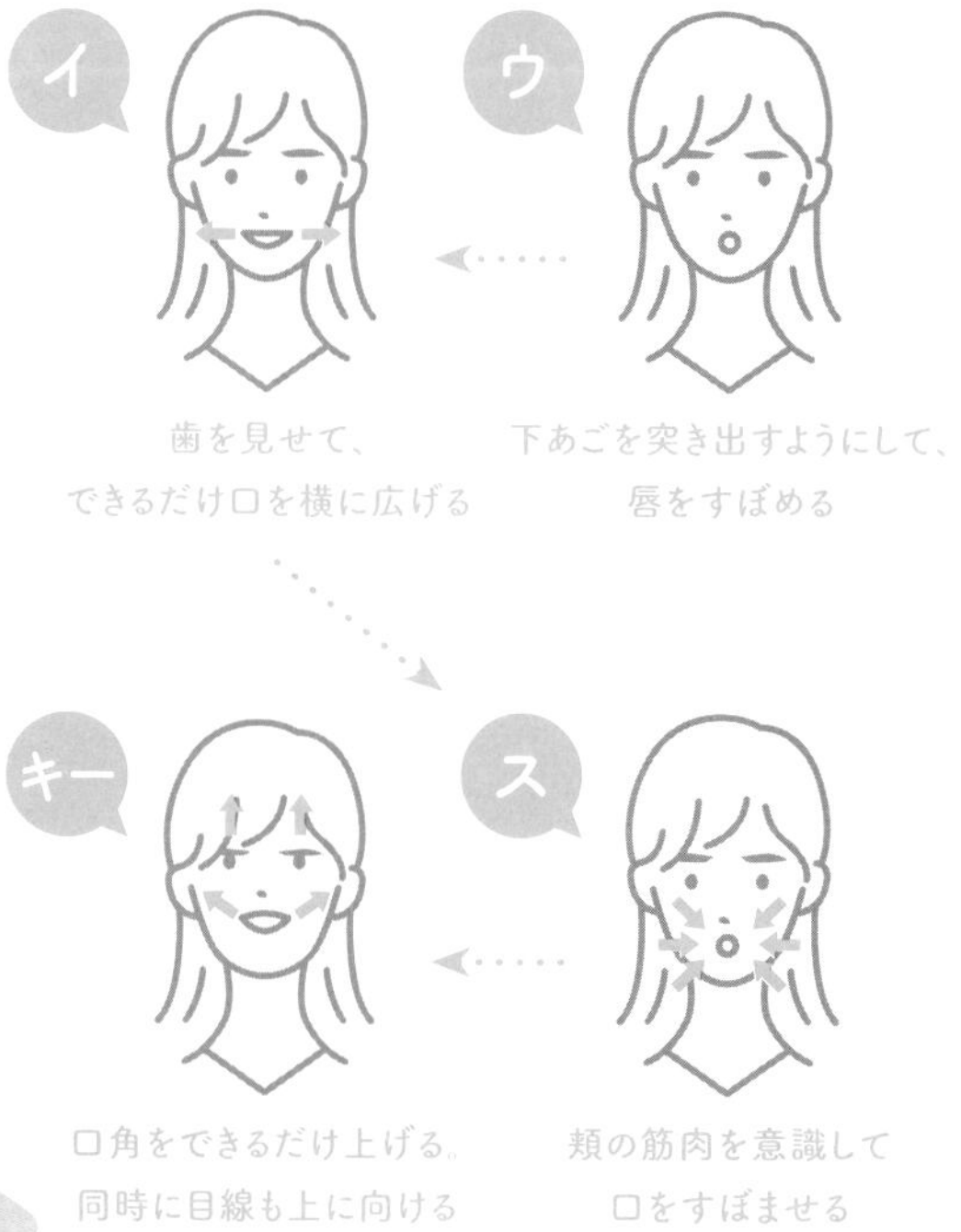
ウ
下あごを突き出すようにして、
唇をすぼめる
イ
歯を見せて、
できるだけ口を横に広げる
ス
頬の筋肉を意識して
口をすぼませる
キー
口角をできるだけ上げる。
同時に目線も上に向ける

×20回

早口言葉 36

無理に笑う必要なし！「涙活」で発散しよう

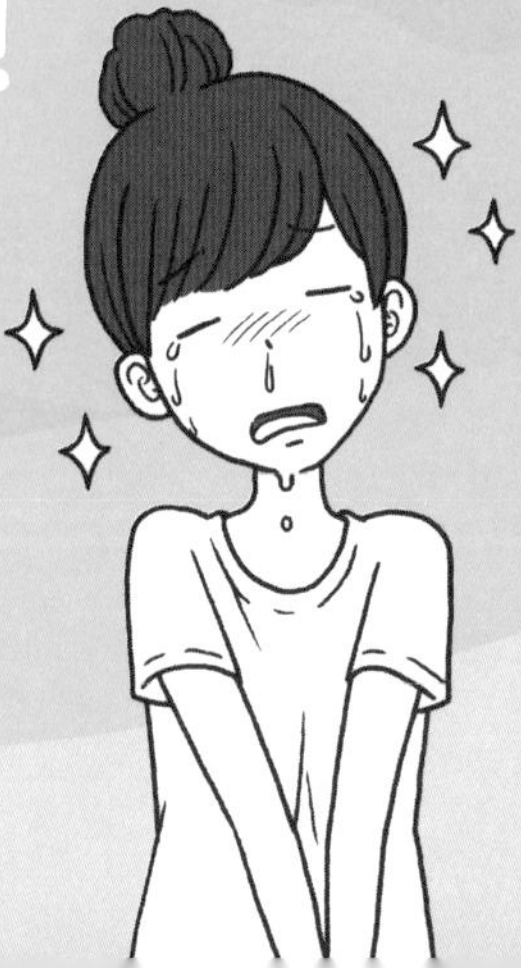

なぜ？
悲しい時、感動した時の情動の涙を流そう

うつ予防や免疫力アップに効果的な笑顔。笑うとオキシトシンが分泌され、NK細胞が活性化します（P21）。これは、巣ごもり生活でもぜひ活用したい健康効果ですが、こうした時節柄、無理に笑おうとしてもなかなか難しいですよね。

そこで、おすすめしたいのが「涙活」です。**悲しい時や感動した時に流す涙は、笑顔と同様にオキシトシンを分泌させ、副交感神経を優位にして、ストレス解消、心身のリラックスをもたらすのです。**巣ごもり生活を機に、感動的な映画や小説を楽しんでみては？

なぜ？
交感神経を優位にする怒りの涙は逆効果！

つらい、悲しいと思ったら、我慢せずに感情を解放させてみましょう。無理に泣く必要はありませんが、自然と涙が出てくるなら、感情に負荷がかかっていた証拠。くよくよ悩むより、思いっきり「わーん！」と泣いたほうがストレス発散になります。

一方、怒りの涙は逆効果なので要注意。夫婦喧嘩などで言い争いをした時に泣くと、かえって興奮状態に陥り、交感神経が刺激され、ストレスホルモンが分泌されてしまいます。また、眼精疲労やドライアイなどで出る、感情のない涙も効果はありません。

「あ、今日いい感じ♪」が続くコツ

思いっきり泣いて、スッキリしよう!!

早口言葉

37

密かに私たちを操っている！「ストレスホルモン」一覧

ストレスホルモンは、ストレスを感じた時に分泌され、体にストレス反応を引き起こすホルモンの総称。脳が不安や恐怖を感じると、扁桃体が活性化して、ホルモン分泌器官である副腎皮質《ふくじんひしつ》や副腎髄質《ふくじんずいしつ》へストレスホルモンを分泌するように指令が送られます。

分泌されたストレスホルモンは、血液にのって全身をかけめぐり、心臓や血管、筋肉など、様々な臓器を戦闘態勢に入らせます。ストレスホルモンの分泌は、過剰でも不足しても、自律神経のバランスを崩す原因になります。

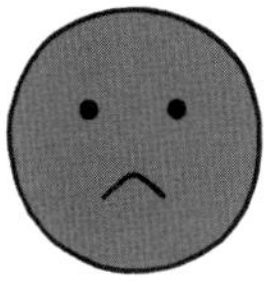

コルチゾール

ストレスを感じると分泌されるホルモン。朝に一番多く分泌され、夜になるにつれて減少し、1日の生体リズムを整えている。分泌が過剰になると、うつ病や不眠症を引き起こす。うつ病の人はコルチゾールの数値が高い。普段は肝臓での糖新生、筋肉でのタンパク質代謝、炎症を抑える役割をしている、体に必要不可欠な存在。

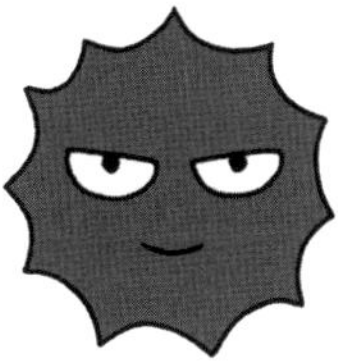

アドレナリン

本来は、闘うために分泌されるホルモン。仕事や家事などを頑張らなければいけない時にも分泌される。体を速く動かすために酸素とブドウ糖を集め、交感神経を刺激する。分泌されると血圧が上がり、心臓が活発に動いて、筋肉に血液が行き渡り、活動能力が上がる。

ノルアドレナリン

やる気のもととなるホルモン。過剰に分泌されると交感神経が優位になり、イライラや不眠、不安感を引き起こす。攻撃性もアップする。意欲や活動、集中力などに必要なホルモンで、不足すると意欲低下やうつを引き起こしてしまう。

早口言葉

38

うがいよりも毒出し「口ゆすぎ」を習慣に！

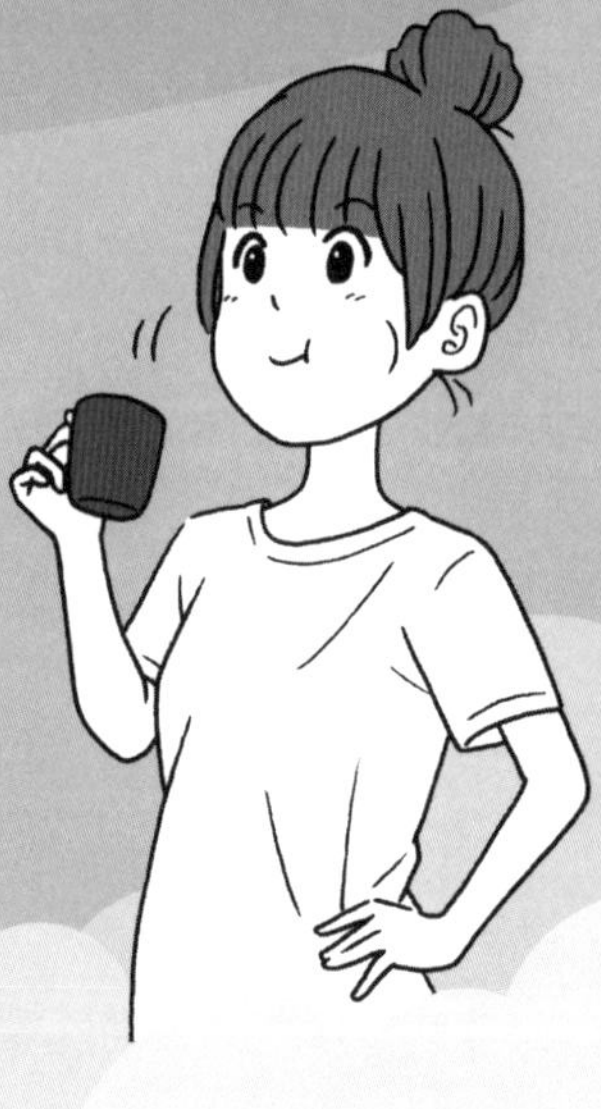

なぜ？ のどうがいはウイルスを飲み込む原因

みなさん、感染予防のために毎日うがいをしますよね。しかし、帰宅後にいきなりうがいをすると、かえってウイルスをのどの奥に押し込んで、体内に侵入させてしまう恐れがあります。

電車内などの人混みへ行くと、口の中に自然とウイルスや細菌が入り込むため、まずはうがいよりも口をゆすいで、口内に入り込んだウイルスを外に出すことが先決なのです。のどの奥までゆすぎたい場合は口ゆすぎを行なってから、うがいをするとよいでしょう。

なぜ？ 水でゆすぐだけでウイルスを撃退できる

また、**うがい薬は滅菌力がアップするイメージがありますが、じつはほとんど効果がありません。**ある実験で、387人の成人にうがい薬（ポビドンヨード）と水のそれぞれで、60日間うがいをしてもらったところ、1日3回の水うがいで4割近く風邪症状が減少。うがい薬を使った時と効果がほとんど変わらなかったのです。

ですから口ゆすぎも、うがいも、水だけで十分効果的。外出中もトイレに行ったらこまめに口ゆすぎをすると、ウイルスを飲み込む率が減少します。

「あ、今日いい感じ♪」が続くコツ

気づいたら口ゆすぎ、を習慣にしよう

column

テレビ電話より電話のほうが、幸福度が高い?

巣ごもり生活が始まってから、オンライン飲み会やオンライン会議など、オンラインでのコミュニケーションが格段に増えましたよね。自治体でも実家へのオンライン帰省を推奨するなど、顔が見えるテレビ電話のほうが、より相手を親密に感じる手段として認識されつつあります。

確かにテレビ電話で顔が見えると心の距離は近づきますが、幸福度は電話で話したほうが高く、オキシトシンの分泌も増えるのです。

これは、聴覚だけで情報を得ることで、かえって想像が膨らみやすくなるため。相手の息づかいや声の様子などから相手をよりリアルに想像することができ、幸福度が増すのです。

ですから、これまで以上に電話を使ったコミュニケーションを大切にしてください。親族やパートナーなど、1日1分でも声を聞くことで気持ちが上向きになれるはず。

PART 4

「ちょっとヤバいかも……」と感じたらこれを食べろ！

自律神経を整え、免疫を活性化してくれるレスキュー食事術を紹介。
巣ごもり生活でうつを悪化させる食事の落とし穴もお教えします。

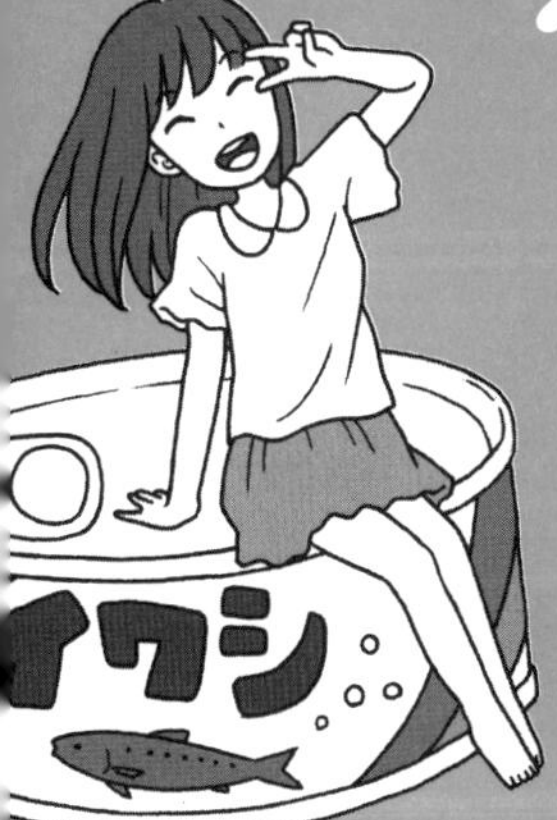

食事術
39

巣ごもりうつを救う「レスキュー食事術」

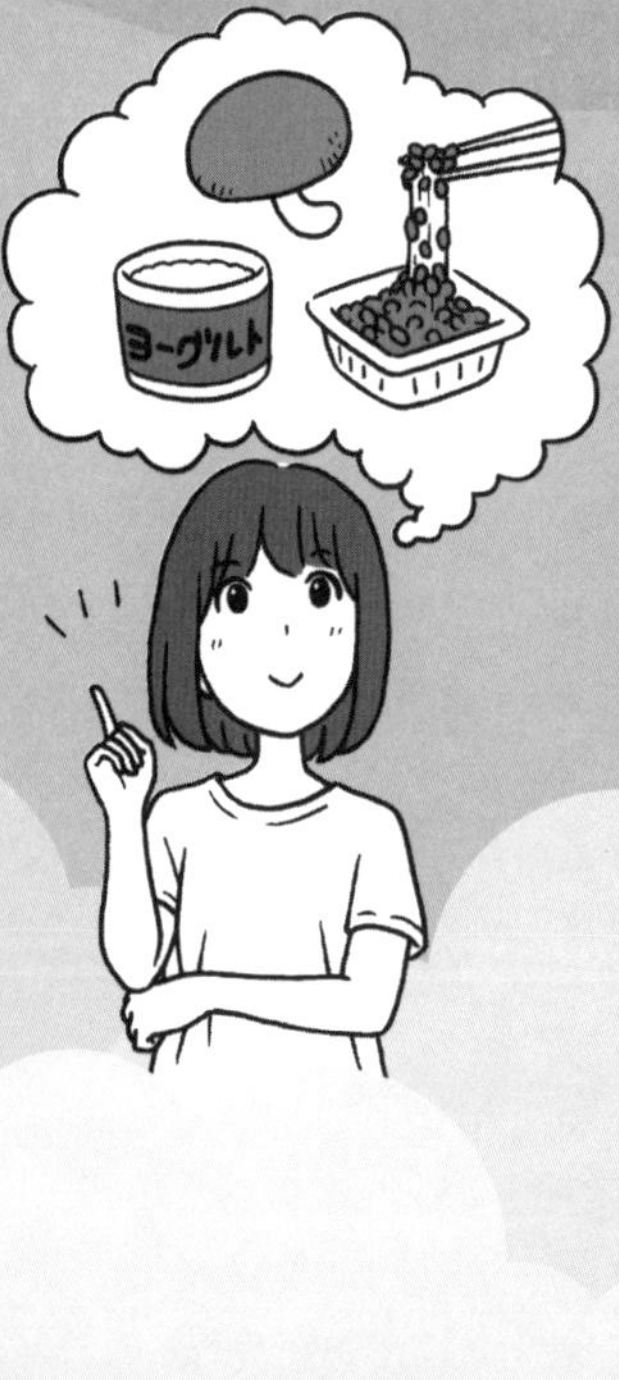

なぜ？ 食事の仕方で巣ごもりうつが悪化する⁉

体に必要なタンパク質、脂質、糖質という三大栄養素は、それぞれ心と体に大きな影響を及ぼしています。とり方次第で、その影響はよくも悪くもなります。巣ごもり生活では家族の在宅率が高く、1日3回の食事作りに追われている人も多いことでしょう。さらにストック食材の中から毎日違う献立を考えるのは本当に大変ですよね。

朝や昼はできるだけ簡単にすませたいものですが、一つ間違うと栄養バランスを崩しやすいのも事実。ここに巣ごもりうつを悪化させる落とし穴が潜んでいるのです。

なぜ？ うつを防いで免疫を上げる優秀食材をピックアップ！

この章では、巣ごもりうつで疲れた心や体を元気にしてくれる、頼れる食べものや食事術を紹介していきます。また、夏特有の注意点やウイルスに負けない強い体づくりに必須のレスキュー食材もたくさん紹介していきますので、ぜひ参考にしてみてください。

正しい知識さえあれば、食事の落とし穴は簡単に避けることができます。巣ごもりうつの症状を悪化させてしまう、ついやりがちなNG例も挙げていきますので、チェックしてみてくださいね。

「あ、今日いい感じ♪」が続くコツ

正しい知識を使って、楽～に健康な心身をゲット！

食事術
40

「しいたけ」は優しいたけ！

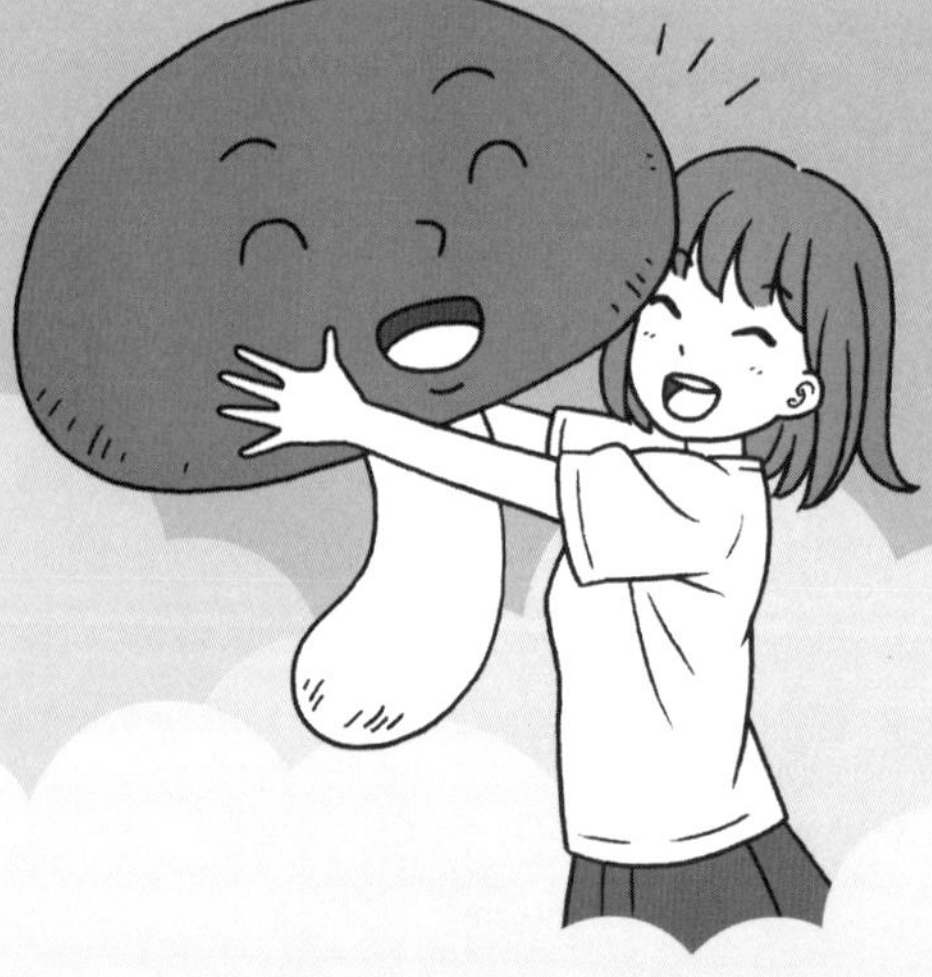

なぜ？

免疫力を活性化させる三大栄養素が豊富なしいたけ

きのこに免疫活性効果があることをご存知でしょうか。これは、きのこに含まれるβ《ベータ》グルカンという食物繊維の一種が、腸内の免疫細胞に直接働きかけるため。免疫器官をサポートする働きもあり、花粉症などアレルギーの予防改善にも効果があります。

きのこはβグルカンの含有量が多い食材ですが、とくにしいたけはβグルカンのほか、免疫を上げるビタミンDやGABAも多く含むウイルス対策に最適の食材。**さらに干ししいたけは栄養素が30倍近くアップするため、ストック食材に最適です。**

なぜ？

栄養素が凝縮された干ししいたけを活用しよう

しいたけに豊富に含まれるビタミンDは、免疫機能の維持・調整のほか、カルシウムの吸収や筋肉の合成にも欠かせません。ビタミンDは、皮膚に日光が当たることで体内で合成されるため、陽の光を浴びる時間が不足しがちな巣ごもり生活では、積極的にとりたい栄養素です。

また、GABAも免疫力向上だけでなく、ストレスホルモンの分泌を抑制し、リラックスに効果的。βグルカンは夏バテにも効果があります。ですからしいたけは、巣ごもりうつの撃退に欠かせない食材なのです！

「あ、今日いい感じ♪」が続くコツ

干ししいたけを常備しておこう！

食事術

41

腸を喜ばせたいなら「ヨーグルトファースト」で

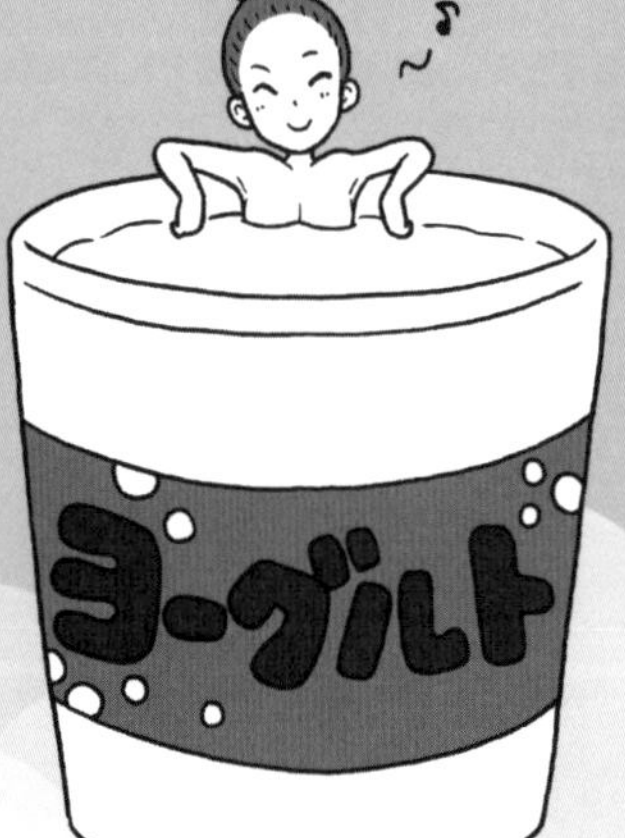

●この本をどこでお知りになりましたか?(複数回答可)

1.書店で実物を見て　2.知人にすすめられて
3.テレビで観た(番組名:　)
4.ラジオで聴いた(番組名:　)
5.新聞・雑誌の書評や記事(紙・誌名:　)
6.インターネットで(具体的に:　)
7.新聞広告(　新聞)　8.その他(　)

●購入された動機は何ですか?(複数回答可)

1.タイトルにひかれた　2.テーマに興味をもった
3.装丁・デザインにひかれた　4.広告や書評にひかれた
5.その他(　)

●この本で特に良かったページはありますか?

[　]

●最近気になる人や話題はありますか?

[　]

●この本についてのご意見・ご感想をお書きください。

[　]

以上となります。ご協力ありがとうございました。

郵便はがき

お手数ですが
切手を
お貼りください

150-8482

東京都渋谷区恵比寿4-4-9
えびす大黒ビル
ワニブックス 書籍編集部

お買い求めいただいた本のタイトル

本書をお買い上げいただきまして、誠にありがとうございます。
本アンケートにお答えいただけたら幸いです。
ご返信いただいた方の中から、
抽選で毎月5名様に図書カード(1000円分)をプレゼントします。

ご住所 〒 TEL(- -)	
(ふりがな) お名前	
ご職業	年齢 歳
	性別 男・女
いただいたご感想を、新聞広告などに匿名で使用してもよろしいですか?(はい・いいえ)	

※ご記入いただいた「個人情報」は、許可なく他の目的で使用することはありません。
※いただいたご感想は、一部内容を改変させていただく可能性があります。

なぜ? タンパク質と乳酸が血糖値の乱降下を防ぐ

巣ごもり生活でとくに注意したいのが、うつや肥満の原因となる血糖値の乱降下です。主に空腹時に糖質を食べることで起きるのですが、食事のはじめにヨーグルトを食べる「ヨーグルトファースト」で防ぐことができます。

ヨーグルトの主成分であるタンパク質は、胃腸の働きを緩やかにする作用があり、その後に食べる糖の吸収を抑えます。さらにヨーグルトに含まれる乳酸にも、タンパク質とほぼ同様の働きがあり、ダブルで血糖値の急上昇を抑えてくれるのです。

なぜ? 腸内環境を良好にして自律神経も整える

ウイルスに負けない強い体を作るには、自律神経を整えることに加え、免疫細胞の7割が集まる腸内の環境を、善玉菌優勢の状態にすることが重要になります。**ヨーグルトには、腸内環境を整える善玉菌がたくさん含まれており、免疫の活性化に最適です。**

さらに、ヨーグルトに含まれるビフィズス菌そのものにも、免疫細胞を活性化させる作用があることがわかっています。ですから、ヨーグルトファーストを習慣にすれば、肥満やうつの予防に加えて、免疫力のアップも期待できるのです。

「あ、今日いい感じ♪」が続くコツ

朝起きたら、1杯の水とヨーグルトを

食事術 42

アメリカ人は
みんな飲んでる！
疲労解消
「チキンスープ」

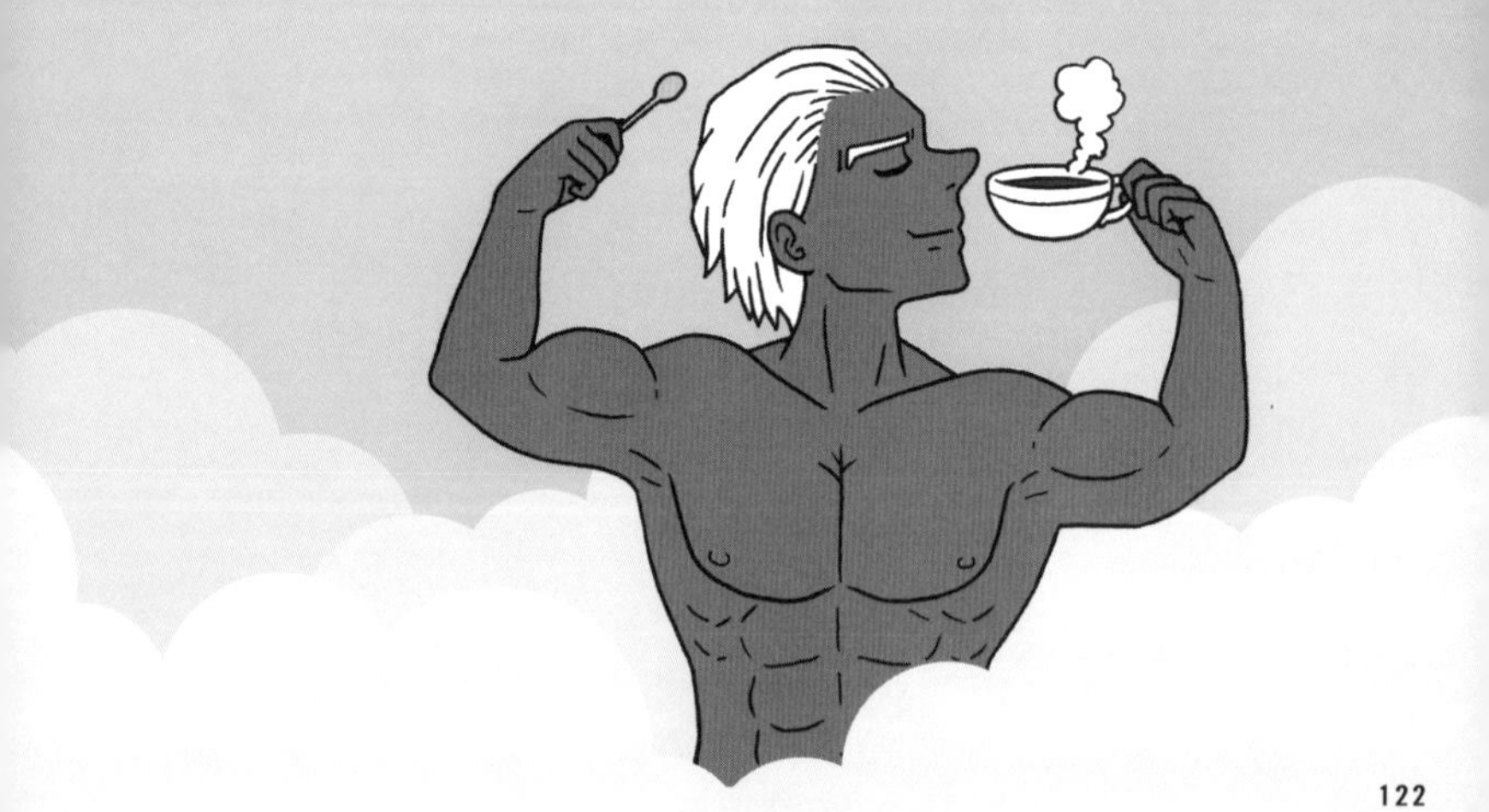

なぜ？

疲労回復成分のイミダペプチドが豊富

アメリカでは、子供が風邪などで体の調子を崩した時に、よくお母さんのチキンスープを飲むのだそうです。鶏丸ごと一羽と野菜をじっくり煮込んで作るスープは、体を温めて、元気にしてくれるのです。

これは鶏肉に含まれる疲労回復成分、イミダペプチドのおかげ。とくに鶏むね肉に多く含まれる成分で、煮込むことでスープに成分が凝縮され、食欲がなくても楽に体に取り込むことができます。このレスキュースープは、夏の巣ごもり生活で冷え&疲れが溜まった体にまさに最適なのです。

なぜ？

風邪など感染症の炎症を抑える効果も

実際に、アメリカのネブラスカ大学医療センターで、チキンスープの材料となる鶏肉や野菜に含まれる成分が、感染症により引き起こされる炎症を抑制する効果が証明されています。**感染症にかかると増殖する白血球の一種で、炎症を引き起こす好中球の活動を抑えるのです。**

巣ごもりうつに効くチキンスープの作り方は、セロリ、にんじん、玉ねぎをバターで炒め、鶏むね肉、つぶしたニンニク、ローリエ、水を入れて2～3時間煮込むだけ。味付けは、お好みで塩こしょうを。

「あ、今日いい感じ♪」が続くコツ

栄養たっぷりの温かいスープが、巣ごもりうつを救う！

食事術

43

「ネバネバパワー」のムチンでネバーギブアップ！

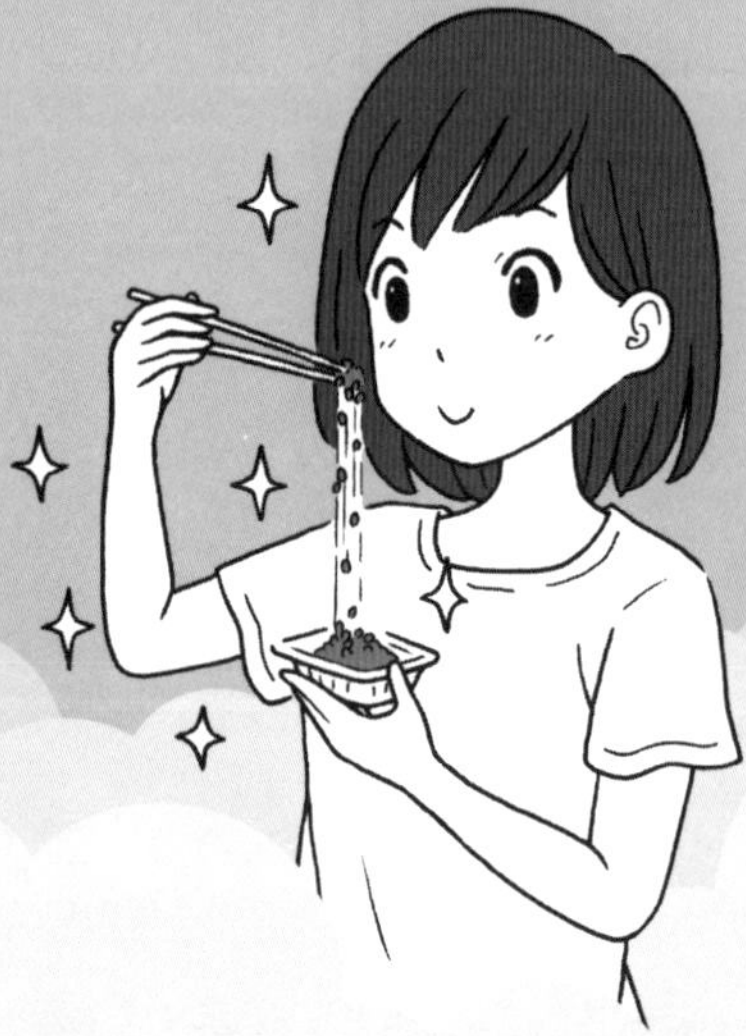

なぜ? 粘膜の免疫力を高めて疲れも解消

納豆や長芋のネバネバは、タンパク質と糖が結合してできる多糖類の一種。正式にはムチンと呼ばれています。体内の粘膜にも存在する成分で、ウイルスや細菌などの外敵に晒されている鼻やのど、腸の粘膜を強力に保護し、体を守っています。ですから**ネバネバ食材を積極的にとると免疫力がアップし、外敵に負けにくくなります。**

さらに、ムチンには疲労回復効果や腸内環境の改善、ドライアイの予防、胃炎や胃潰瘍の予防、肝臓や腎臓の働きを高める効果など、たくさんの健康効果があります。

なぜ? 救世主・納豆が持つ粘膜強化＋発酵パワー

ムチンは熱に弱いため、加熱調理する際は低温で行うことをおすすめします。また、水溶性で水に溶けやすいため、スープなどにする際は最後まで残さず飲むようにしましょう。

ムチンを多く含む食べものは、納豆や長芋のほか、山芋、オクラ、なめこ、ツルムラサキ、モロヘイヤなど。とくに**納豆は、ネバネバパワーのほかに腸内環境の改善や美容効果など、発酵食品ならではの健康効果も満載です。**調理いらずなので、気軽に食生活に取り入れてみてくださいね。

「あ、今日いい感じ♪」が続くコツ

食事の一品に納豆パックをプラス

食事術 44

産後うつが一番少ない日本が誇る最上「EPAイワシ缶」

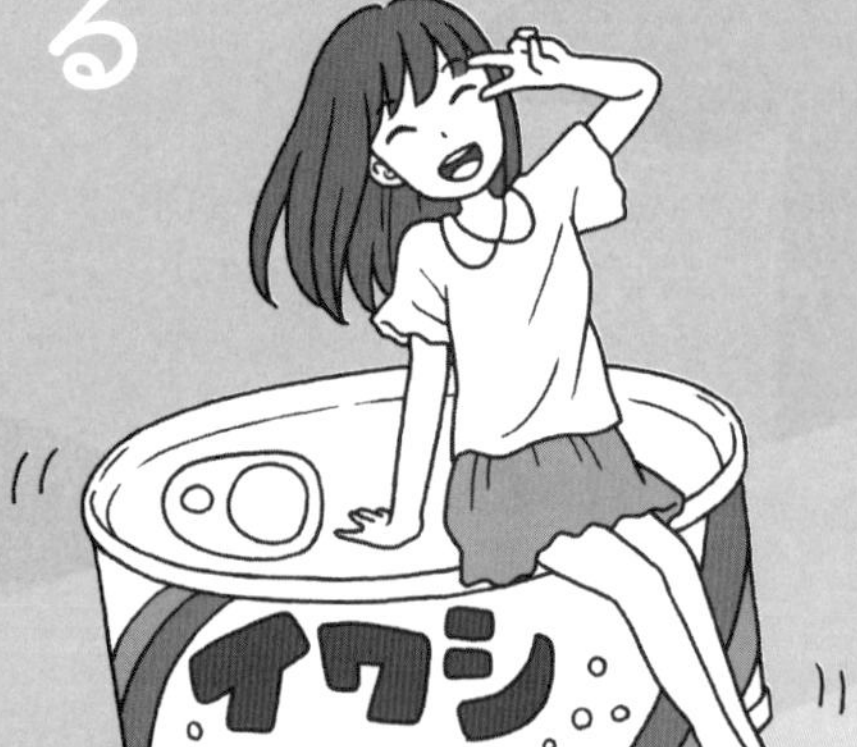

なぜ？ 青魚の脂が脳を活性化してうつを予防する

みなさんは、日本の産後うつ発症率が世界で一番少ないことをご存知ですか？　産後うつとは出産後にホルモンが急激に変化することで起きるうつ症状で、赤ちゃんを育てていけるかどうか、不安に襲われてしまうのです。通常は産後数日から2週間程度で治りますが、長引く場合もあります。

この産後うつが少ない理由として、日本は海に恵まれ、青魚の消費率が高いことが挙げられます。**青魚に含まれるEPAやDHAといったオメガ3脂肪酸に、脳を元気にしてうつを予防する効果があるのです。**

なぜ？ EPA含有量NO.1のイワシ缶

うつ予防のためにも、青魚は積極的に食べたい食材。ですが、オメガ3脂肪酸は酸化しやすく、熱にも弱いため、調理に使用するのが難しい脂です。そこで、おすすめなのが青魚の缶詰。調理ずみで気軽に食べられる上、オメガ3やその他の栄養素を新鮮な状態でとり入れることができます。

青魚の中でもとくに血液をサラサラにするEPAを多く含むのがイワシです。さらに心の栄養になるビタミンB群や鉄、亜鉛まで豊富に含むイワシ缶は最強。缶詰は保存も可能なので常備食にも便利です。

「あ、今日いい感じ♪」が続くコツ

サラダやパスタ、煮物など、イワシ缶レシピを活用しよう

食事術

45

「不眠症ぎみ」の人は漬けものをキムチにチェンジ！

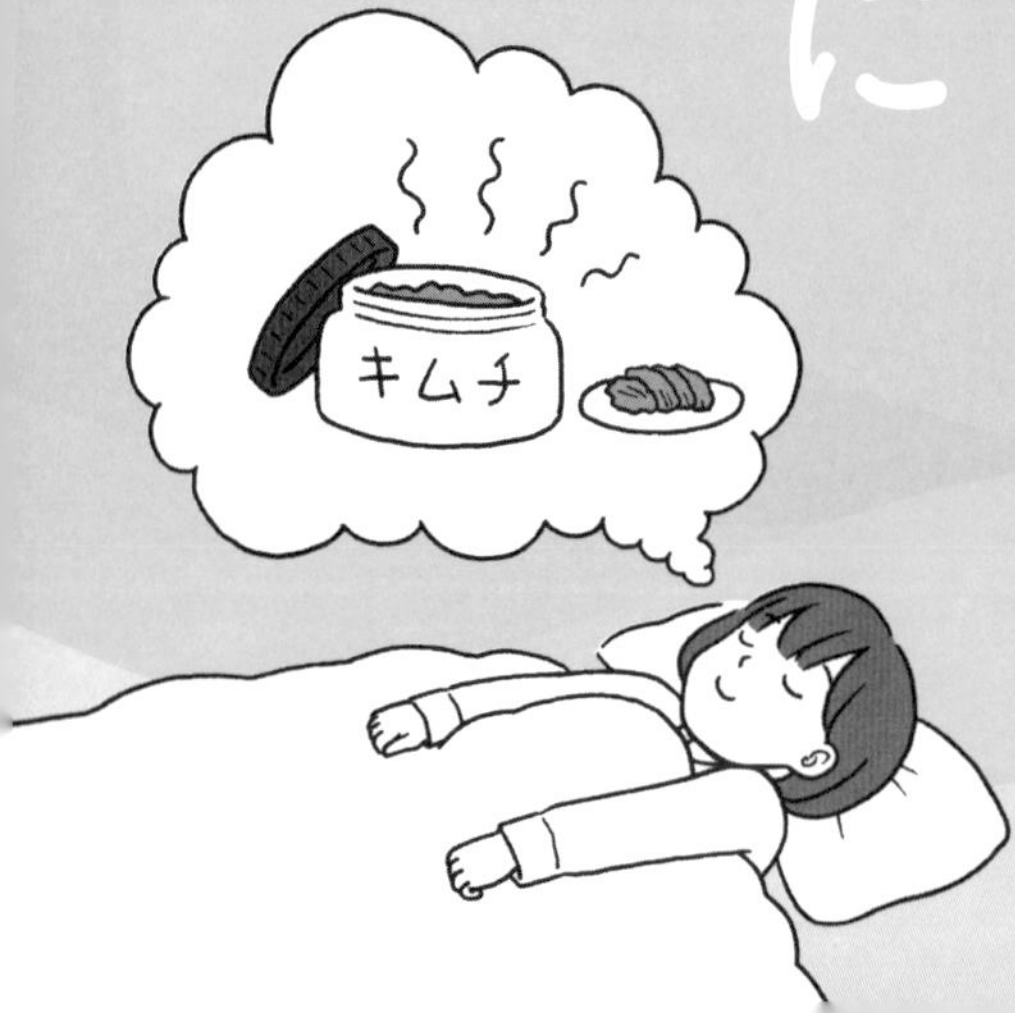

なぜ? キムチのGABAがリラックスをもたらす

不眠症にキムチ、という組み合わせは意外に感じるかもしれません。これは、**キムチに含まれるGABAというアミノ酸成分に、興奮を鎮めて副交感神経を優位にし、体の深部体温を下げて寝付きをよくする作用があるためです。**

GABAは抑制系の神経伝達物質として、脳や脊髄でアドレナリンなどのストレスホルモンの放出を抑える働きがあり、イライラなど心理的なストレスも軽減します。GABAの効果は長い時間は持たないので、夕飯時に食べるのがおすすめです。

なぜ? 腸内環境を整えてイライラやうつも解消!

また、キムチは発酵食品であり、乳酸菌などの善玉菌が豊富に含まれています。キムチに含まれる乳酸菌の数は、ヨーグルトに匹敵するほど。**善玉菌を優勢にして腸内環境を整えてくれるため、免疫アップにもつながります。**

さらに美容や心の健康に必要不可欠なビタミンB群や、善玉菌のエサになる食物繊維もたっぷり含まれており、お得な健康効果がたくさん。巣ごもりうつのイライラや不眠を改善するだけでなく、美しさもサポートしてくれるキムチをぜひ習慣に!

「あ、今日いい感じ♪」が続くコツ

キムチ+納豆+オメガ3オイルで、最強一品料理の完成!

食事術

46

お茶を飲むなら「南部鉄器」で鉄分補給を

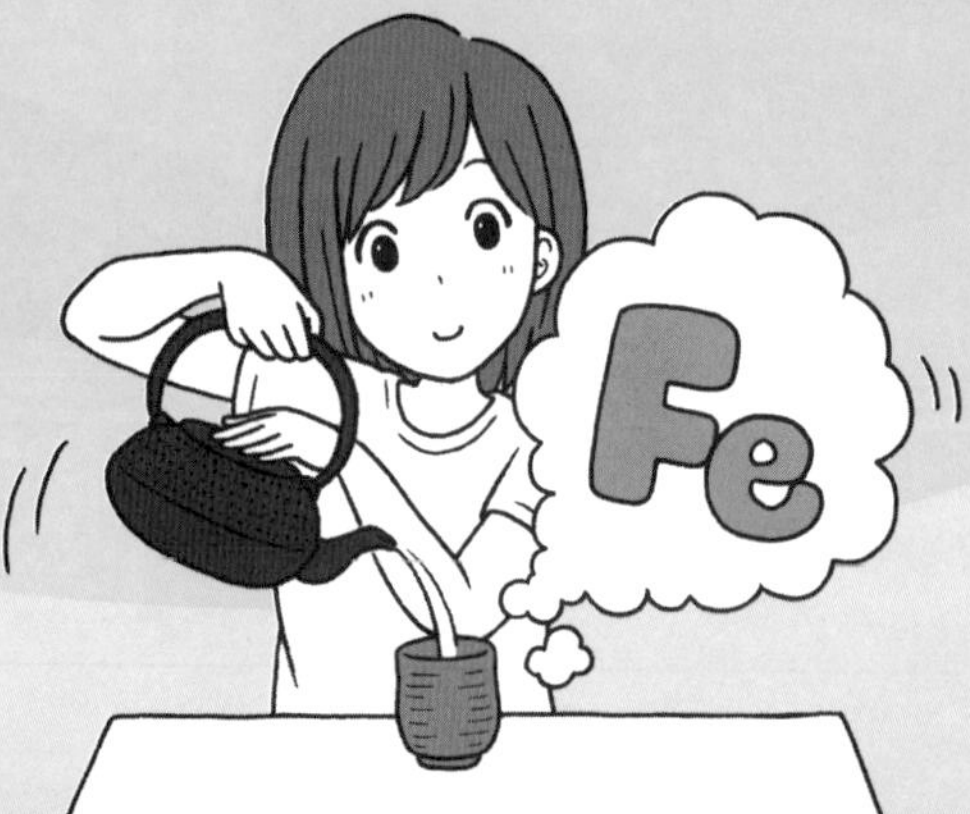

なぜ? イライラや気うつの症状は鉄分不足のせいかも!

心の健康に欠かせない栄養分といえば、鉄分。不足するとうつの傾向が現れることがわかっています。鉄分は血液中での酸素の運搬や、筋肉や体内にあるたくさんの酵素に必要不可欠な存在。**不足すると、血液中の赤血球やヘモグロビンが減り、イライラや集中力の低下、だるさ、運動機能や免疫力の低下まで招く可能性があります。**

月経のある女性は、体内から毎月血が排出されるため、鉄分不足になりがち。ですから、普段から意識的に鉄分を摂取する必要があるのです。

なぜ? 食事でとりきれない鉄分を南部鉄器で補う

鉄分はサプリメントからも摂取できますが、とりすぎると便秘や胃腸障害を引き起こして体に負担をかける恐れが。食材からとるのが理想ですが、毎日必要量を食事から摂取するのが難しい場合もあります。

そこで、ティータイムに南部鉄器を使って、鉄分摂取をサポートしましょう。**南部鉄器には吸収されやすいヘム鉄が豊富で、効率的に補うことができます。**茶に含まれるタンニンは鉄分の吸収を阻害するといわれていますが、よほど濃いお茶でない限りは気にする必要はないでしょう。

「あ、今日いい感じ♪」が続くコツ

南部鉄器でルイボスティーを淹れよう

食事術

47

ついつい菓子パンがうつを招く！「お肉、不足してませんか？」

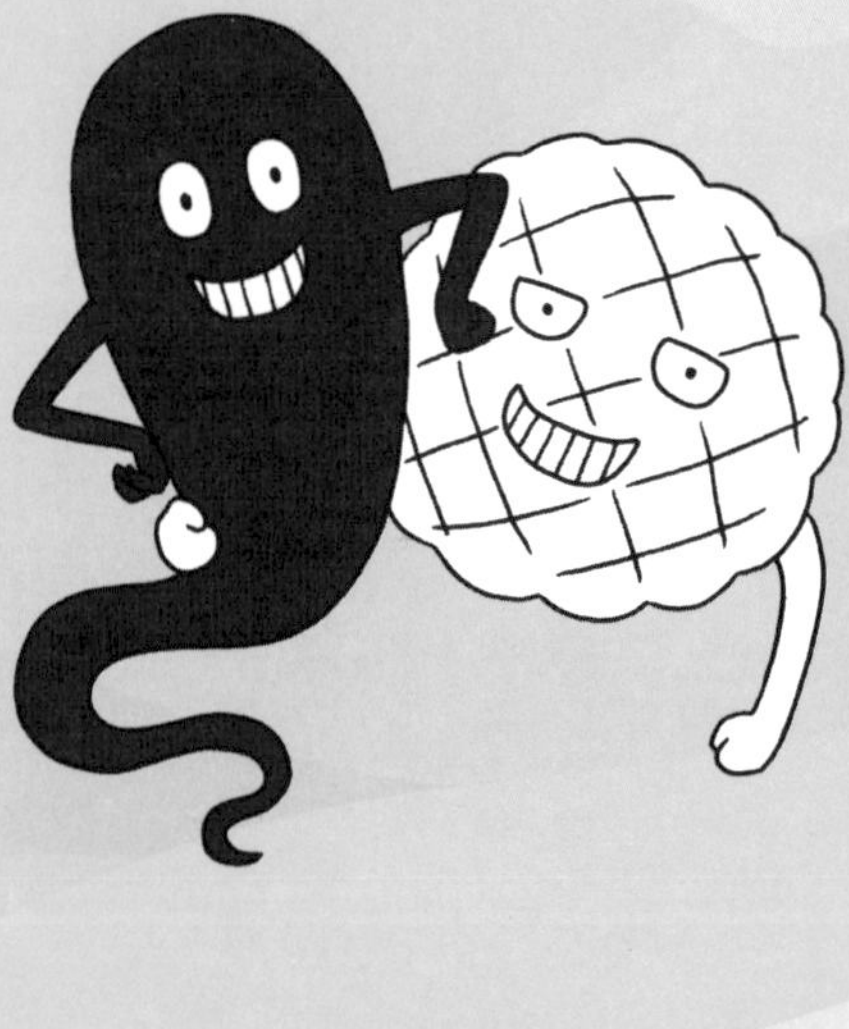

なぜ? 糖質だけですませる食事にうつの落とし穴！

巣ごもり生活では、1日3食の献立を考えて、作って、片付けて、とハードな日々が続きます。朝食や昼食は、つい菓子パンなどの糖質オンリーですませてしまう日があるかもしれません。

しかし、**空腹時の糖質摂取は血糖値の乱降下を招いて、気うつや肥満を引き起こします。**さらに糖質だけで食事をすませると、栄養バランスが偏って様々な不調を引き起こす原因になります。ですから糖質のほかにも最低限、タンパク質と食物繊維はとるようにしましょう。

なぜ? タンパク質は心の安定に欠かせない脳内物質の源

体に必要なタンパク質、脂質、糖質の三大栄養素は、3食ともバランスよくとる必要があります。中でも**タンパク質は、細胞や筋肉の材料になるだけでなく、心を安定させ、良質な睡眠に導くセロトニンやメラトニンなど脳内伝達物質の材料となります。**

夕食でタンパク質をとっているから朝昼はとらなくても大丈夫と思った人。成人女性の1日の摂取推奨量は50g。1回の食事ではとりきれない場合もありますし、新陳代謝を繰り返す筋肉や細胞のためにタンパク質は毎食とるべきなのです。

「あ、今日いい感じ♪」が続くコツ

肉や乳製品、大豆食品、卵などタンパク質食品を充実させよう！

うつ解消
ツボ&漢方
早口言葉
食事術
最強スクワット

食事術
48

イライラしたら「焼き海苔」を5枚食べろ！

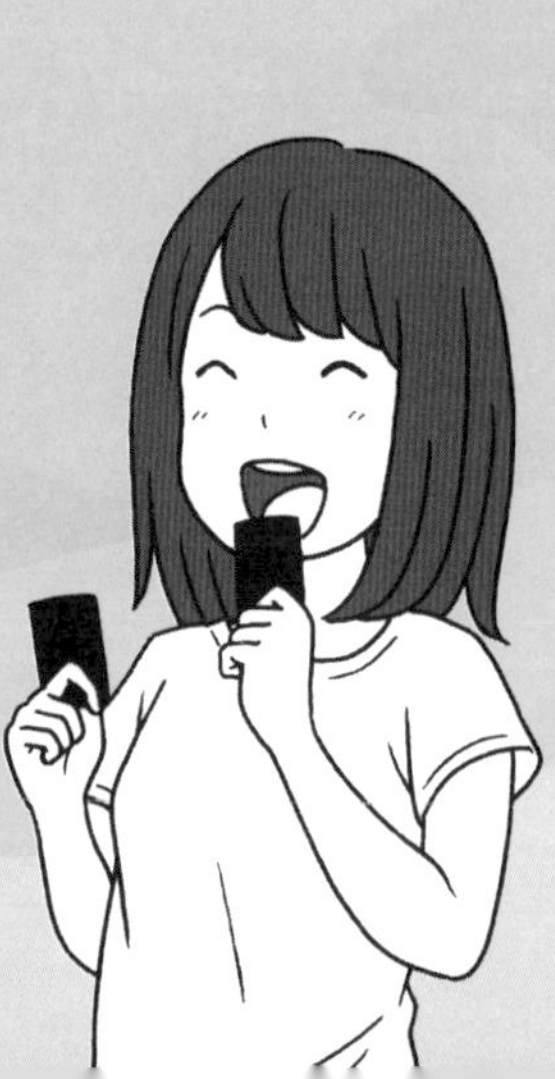

なぜ? イライラ解消に効くカルシウムが多い焼き海苔

イライラしたら、小分けの海苔を5枚ほど食べてみてください。海苔に含まれる豊富なカルシウムは、ストレス解消に効果的で、イライラを鎮めてくれます。**海苔にはいくつか種類がありますが、カルシウムの含有量がもっとも多いのが焼き海苔です。**購入の際にはぜひ、焼き海苔を選んでください。

海苔は賞味期限が長く、保存が楽な食材。ストック食材でやりくりする巣ごもり生活にはぴったりです。海苔には糖質も含まれますが、少量で食物繊維も豊富なので、小腹が空いた時やおつまみにも最適です。

なぜ? 心に効くカルシウムや鉄分を気軽に補える

海苔には、カルシウムや鉄分などのミネラルのほか、タンパク質、ビタミン、EPAなど様々な栄養素が含まれており、血虚（P84）の貧血解消や美容効果、コレステロールの低下、がん予防まで、健康効果は多岐にわたります。

ごはんのお供やおやつ、おつまみとして毎日の習慣にすると、栄養バランスがよくなります。**カルシウムは不足しがちな栄養素なので積極的に食べてください。**味付け海苔は、糖質が多い場合もあるので、できれば味のないものを選んで。

「あ、今日いい感じ♪」が続くコツ

香り高い焼き海苔には白ワインがマッチ

食事術

49

副交感神経を優位にするなら夕食後に「ルイボスティー」

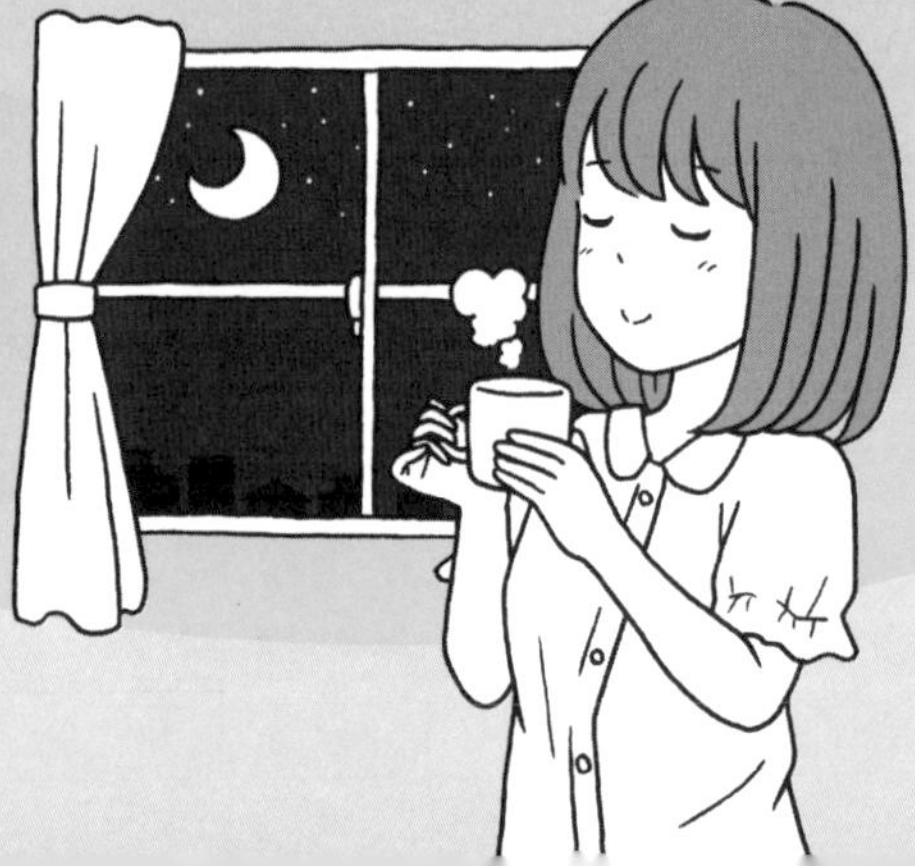

なぜ? 超豊富なミネラルがリラックスをもたらす

南アフリカのケープタウン近郊でしか育たない希少なルイボスティー。その健康効果は驚くほど高く、不老長寿、病気治癒など、絶大なパワーを持っています。**活性酸素を取り除く抗酸化作用のほか、コレステロール値の低減作用や、健康の鍵となる毛細血管を元気にする働きがあることもわかっています。**

また、カルシウムをはじめとした多種類のミネラルが含まれ、リラックス効果が高いのも特徴。副交感神経を優位にして巣ごもりうつを撃退するのに最適なのです。

なぜ? カフェインを使い分けて1日を快適に過ごそう

ルイボスティーはノンカフェインなので、夜など、副交感神経を優位にしてリラックスしたい時にも最適です。**コーヒーや緑茶は、カフェインが入っているので、活動を始める朝や昼には適していますが、夜やリラックスしたい時には避けるべき。**また、巣ごもりうつの症状がある時も、ノンカフェインで副交感神経を優位にするルイボスティーがおすすめです。

イライラする時や、リラックスが必要な時にはぜひ、ルイボスティーを飲んでみてください。

「あ、今日いい感じ♪」が続くコツ

活動の前にはカフェイン、リラックスの前にはノンカフェインを

食事術 50

NG

「アイスのどか食い」がうつに突き落とす！

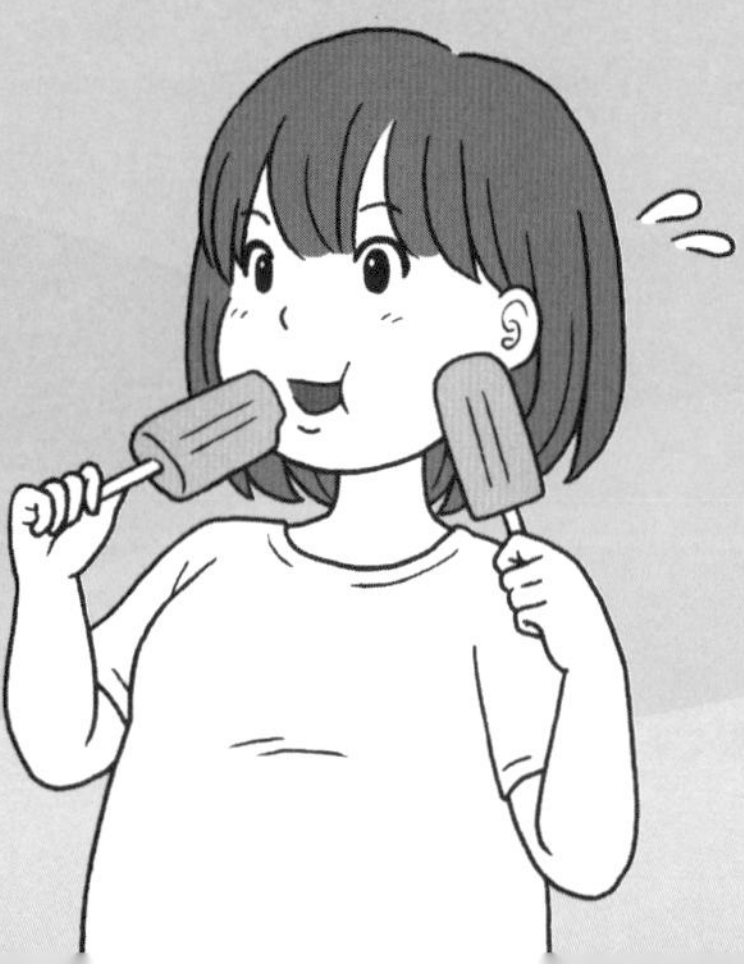

なぜ？ 体の冷えが免疫力の低下とうつを招く

暑い夏は、冷たい食べものを食べたくなりますよね。とくにアイスは美味しく、安価で手軽に手に入るため、ついつい食べすぎてしまいがち。しかし、アイスのような冷たいものを一気に食べて体が冷えると、血のめぐりが悪化します。すると血液にのって全身をパトロールしている白血球が、侵入した外敵に素早く対応できなくなり、免疫力の低下を招いてしまうのです。

また、**体から脳へ冷えが伝わると、不安や恐怖を司る脳の扁桃体が活性化して、うつを引き起こす原因にもなります。**

なぜ？ 夏の冷たい×糖質は巣ごもりうつの天敵！

さらに、この本でも度々解説していますが、空腹時に糖質を一気にとると血糖値の乱降下を招いてうつを引き起こします。つまり、**冷たい糖質はダブルでうつの引き金となってしまうのです。**

冷たい×糖質のコンビは、アイス以外にも多くあります。ゼリーや冷やしうどん、冷やしそうめんなど。温かい状態で糖質をとるより、吸収率は多少下がりますが、体を冷やすという意味で冷たい糖質食品は避けるべき。夏だからこそ、体を冷やさない心がけが大切になります。

「あ、今日いい感じ♪」が続くコツ

無理なく体の熱を取ってくれる夏野菜を活用しよう！

食事術 51 NG

心を蝕む朝の「フルーツスムージー」

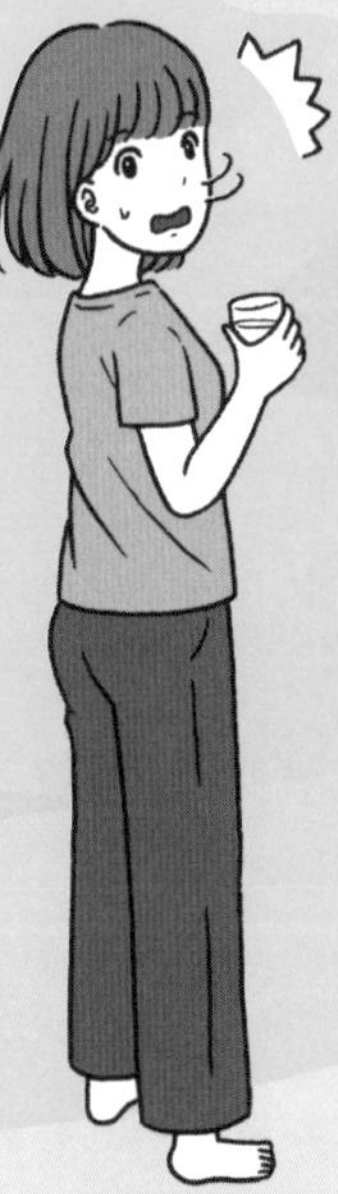

なぜ？

糖度の高いフルーツがうつを引き起こす

健康や美容に効果的な栄養素を一度にとれるドリンクとして人気のスムージー。ですが材料や飲み方次第で、糖質たっぷりの飲みものになってしまう危険性があるのです。野菜に加え、甘味づけでフルーツを入れる人も多いですが、**昨今のフルーツは品種改良で糖度を高めているものが多く、ケーキ並みに糖分が多い品種もあります。**

ですから血糖値が上がりやすい朝に、いきなりフルーツたっぷりのスムージーを飲むと、血糖値の乱降下を引き起こし、気うつや肥満を招いてしまうのです。

なぜ？

血糖値を上げにくいフルーツを選ぶ

確かにフルーツは、ビタミンやミネラル、食物繊維が豊富で、健康効果の高い食べものです。また、果物に含まれる果糖は、血糖値を上げにくい性質がありますが、それでも空腹時に多くとれば血糖値の急上昇を引き起こして、肥満やうつを招きます。

とはいえ、野菜だけのスムージーは甘味がなく飲みづらいもの。そこでおすすめなのが、血糖値に影響しにくいフルーツです。中でも、**いちご、スイカ、りんごなどは糖質が低めでおすすめ。**ですが量は少なめにしましょう！

朝イチのフルーツジュースも危険がいっぱい！

食事術

52

NG

夫と子供が喜ぶ「フライ料理」が危ない！

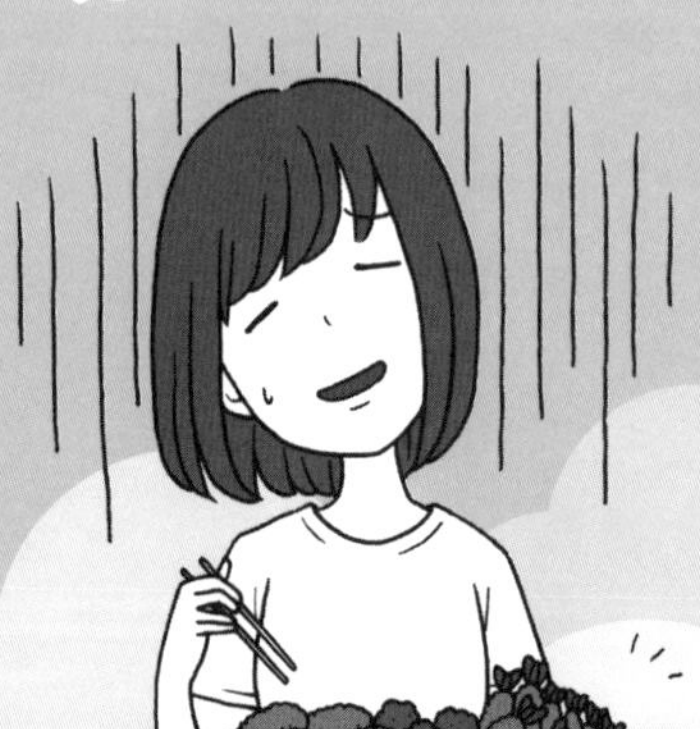

なぜ? 植物油をとりすぎるとうつになる?

「揚げものを頻繁に食べる人は、うつになりやすい」という統計が、研究によって明らかにされています。これは揚げものにオメガ6脂肪酸を多く含む植物油が使われるため。一方、オメガ3脂肪酸を含む青魚をよく食べる人は、うつを発症する確率が低いこともわかっています。

オメガ3、オメガ6ともに、体に欠かせない必須脂肪酸ですが、摂取量のバランスが崩れてオメガ6脂肪酸が多くなりすぎると、感情のコントロールが難しくなって、うつを引き起こしやすくなるのです。

なぜ? オメガ3脂肪酸ボトルを食卓に常備!

同じ脂質でも、その働きや特性は様々。もっとも大切なのはバランスよく摂取することですが、巣ごもりうつの予防に欠かせないのは、やはりオメガ3脂肪酸です。青魚は積極的に食べたい食材ですが、巣ごもり生活では食べられない日もありますよね。

オメガ3脂肪酸は、アマニ油、エゴマ油などにも含まれ、ボトルでも市販されています。**サラダや玄米、おかずなどに小さじ1杯かけるだけで、十分な量を摂取できます。**巣ごもりうつ対策のために、オメガ3ボトルを食卓に常備しておきましょう!

「あ、今日いい感じ♪」が続くコツ

無味無臭のアマニ油をおかずやお米にさっとひとかけ!

食事術

53

NG

巣ごもり太りで「お米抜き」が疲労を招く!?

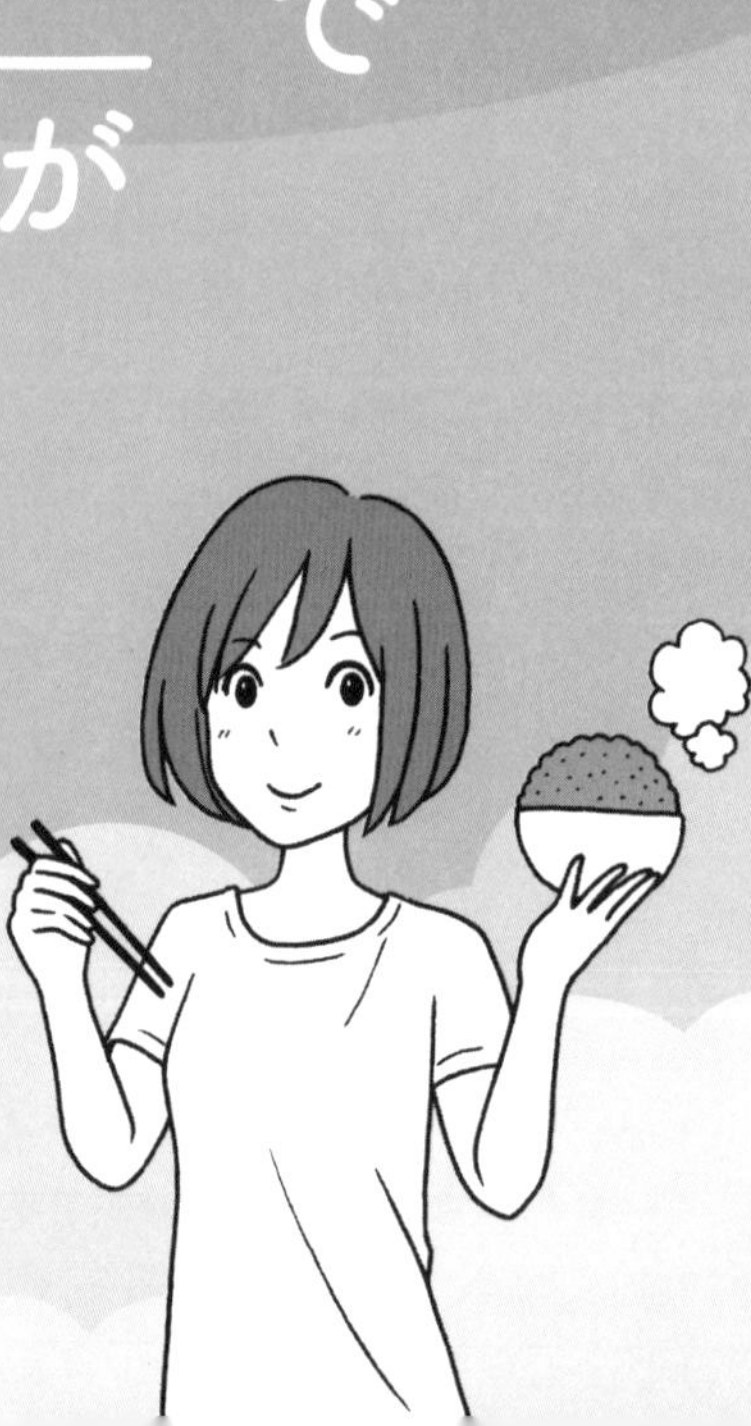

なぜ? 糖質を減らしすぎると疲労やイライラを招く

巣ごもり太りを解消すべく、糖質制限を行っている! という人。確かに、糖分たっぷりのお菓子やジュースなどは制限すべき。ですがお米などの主食を減らしすぎると、脳や体がエネルギー不足になり、イライラや低体温による疲労感を招く可能性があるため、おすすめできません。

脂質やタンパク質も燃やせばエネルギーになりますが、代謝機能や肝臓、腎臓に負担をかけます。それに比べて**糖質は、もっとも効率的に、体に負担なく脳や体のエネルギーに変換できる栄養素なのです。**

なぜ? 栄養価が高く太りにくい玄米を主食に!

そこで、主食を玄米に切り替えてみることをおすすめします。**玄米は精米されていないので、白米に比べて消化吸収が緩やかで血糖値の急上昇を防いでくれるため、太りにくくなります。**

さらに、白米に比べてビタミンB群、ビタミンE、食物繊維など栄養価が非常に高いのが特徴。免疫の活性化、整腸作用、アンチエイジングなど、様々な健康効果があります。ビタミンB群は、エネルギー代謝を助けるため、白米よりエネルギー変換されやすいのも嬉しいポイントです。

「あ、今日いい感じ♪」が続くコツ

白米に玄米を混ぜて炊くだけでも効果がアップ!

食事術 54 NG

「ながら食べ」が自律神経を狂わせる

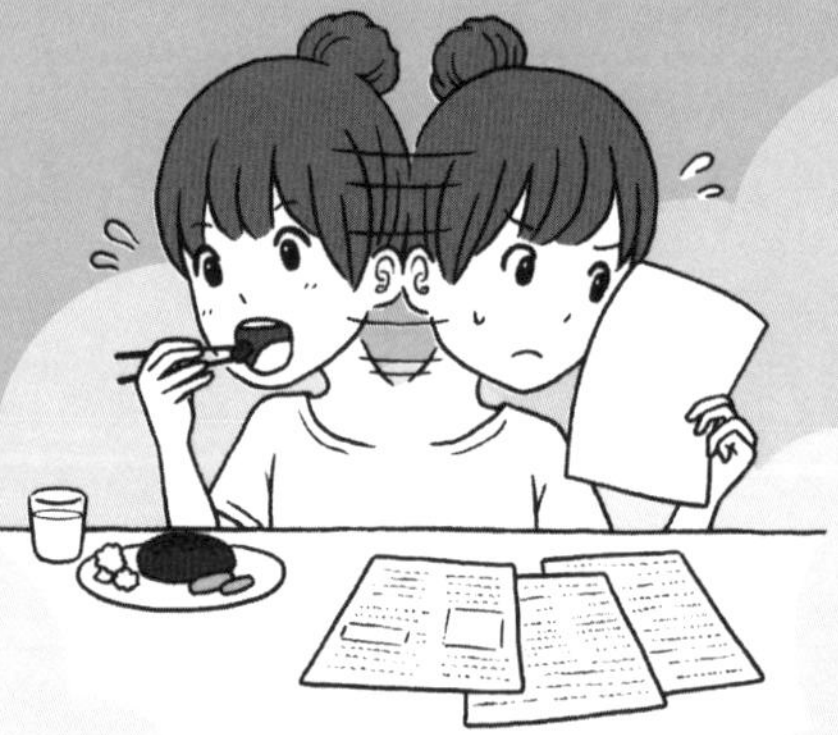

なぜ? 焦って食べると自律神経が振り回される

食事中は、時間に余裕を持って食事そのものに集中することが理想です。当然のようですが、忙しい現代人は食事に集中できていない人が多いのです。仕事や家事・育児のことを考えながら焦って食事をしたり、PCやスマホを見ながら食べたり……。様々な理由でつい、ながら食べをしがち。

しかし、**余裕のない食事は交感神経を高めます。その後、胃の中で消化が始まるとすぐに副交感神経が優位になるため、自律神経が振り回されてバランスを崩しやすくなってしまいます。**

なぜ? 食べものの食感や味に集中して食べる

さらに、ながら食べをすると、胃液の分泌や腸のぜん動運動が弱まって栄養の吸収が不十分になります。また焦って早食いすると太りやすくなります。ですからゆっくり余裕を持って食事に集中することが大切。副交感神経が優位になり、自律神経が整います。また**よく噛むことで、糖質の吸収も穏やかになり、食べすぎも防げるのです。**

食べものの食感や味に集中するのは、「今」行なっていることに集中するマインドフルネスに通じる方法。自律神経を整える効果がありますので実践しましょう!

「あ、今日いい感じ♪」が続くコツ

よく味わいながらしっかり噛んで食べよう

食事術

55

NG

「食事の回数を減らす」と うつも肥満も悪化する！

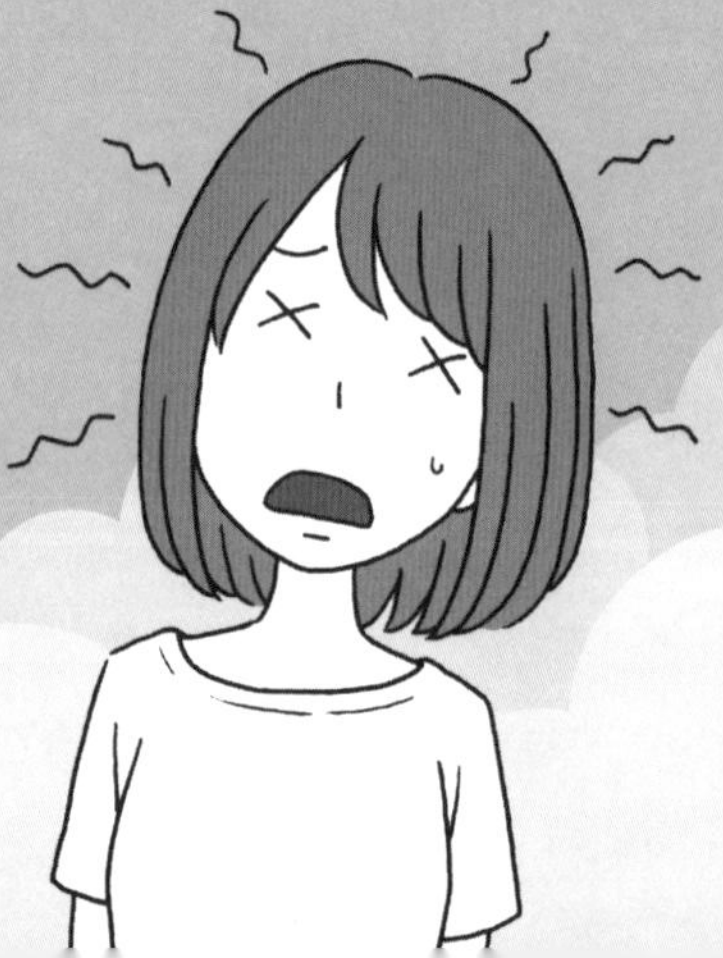

なぜ? ちょこちょこ食べて血糖値を下げすぎない工夫を

食事の栄養バランスが大切なのは言わずもがなですが、じつは食事の回数も心身の健康に大きく関わっています。忙しいからと朝食を抜く人や、やせるために夕食を抜く人もいますよね。すると、たとえば前日の20時に夕食を食べて翌日の朝食を抜いた場合、昼食まで16時間も空いてしまいます。

次の食事までの間隔が長いと、血糖値は下がり続け、強い空腹感を感じて大食いや早食いをしがち。すると下がっていた血糖値が急上昇し、血糖値の乱降下を引き起こします。これこそが、うつや肥満の原因なのです。

なぜ? 1日3食は最低限! 理想は、1日5食

糖分はエネルギーとなって体を元気にしますが、大食いや早食いで血糖値が急上昇するとインスリンが必要以上に分泌されて直後に血糖値が急下降します。この激しい血糖値の上下が、うつや肥満を招くのです。ですから回数を増やして1日の血糖値の波を穏やかにしましょう。脂肪の吸収率が下がり、気分も安定して集中力が長続きします。

また、**1日の摂取カロリーを変えずに回数を3回以上に増やせば、この効果はさらにアップします。理想は1日5回。**巣ごもり生活を利用してぜひ実践してみましょう!

「あ、今日いい感じ♪」が続くコツ

糖質だけの食事は血糖値の急上昇を招くので避けよう

column

水道水は
免疫力に悪影響？

日本の水道水は、WHOのガイドラインより厳しい基準のもとで管理されており、世界的にみても高い水質を維持しています。

しかし、水を塩素消毒する過程で発生するトリハロメタンという物質に、発がん性があるのではないかという懸念も指摘されています。どれほどの悪影響があるのか、はっきりわかっているわけではありませんが、免疫力に悪影響を及ぼす可能性は捨てきれません。

トリハロメタンは短時間沸騰させても除去が難しいため、飲み水だけでなく料理などに使用する水にも注意が必要です。

ましてや体の小さい子供にとっては濃度がより高くなりますから、浄水器はつけてしかるべきだと考えてください。

PART 5

免疫力を高める「最強スクワット」

家にいながら下半身のデカ筋を鍛えて、
病気もうつも肥満も防ぐ最強スクワット。
運動嫌いな人も気軽に挑戦できる、初級版も紹介します。

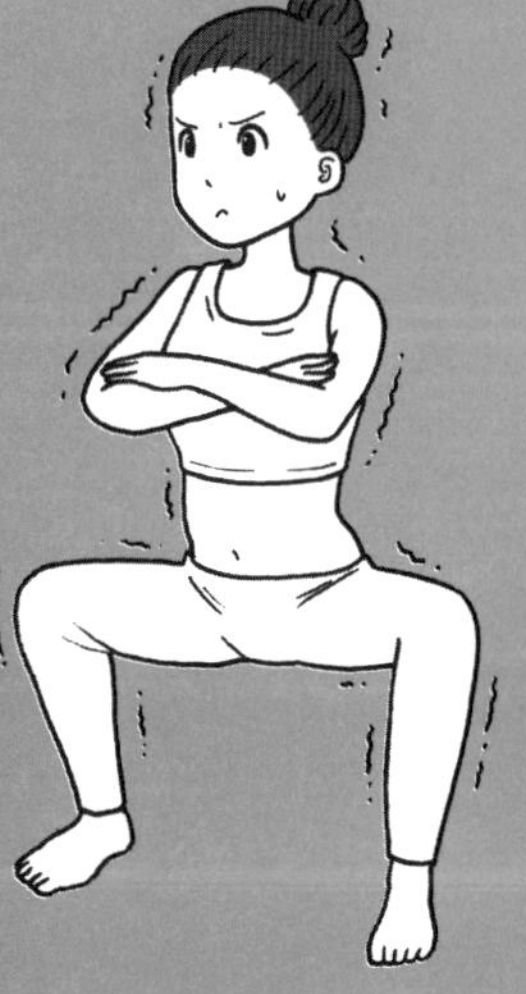

最強スクワット
56

「マスクランナー」は危険と隣り合わせ!?

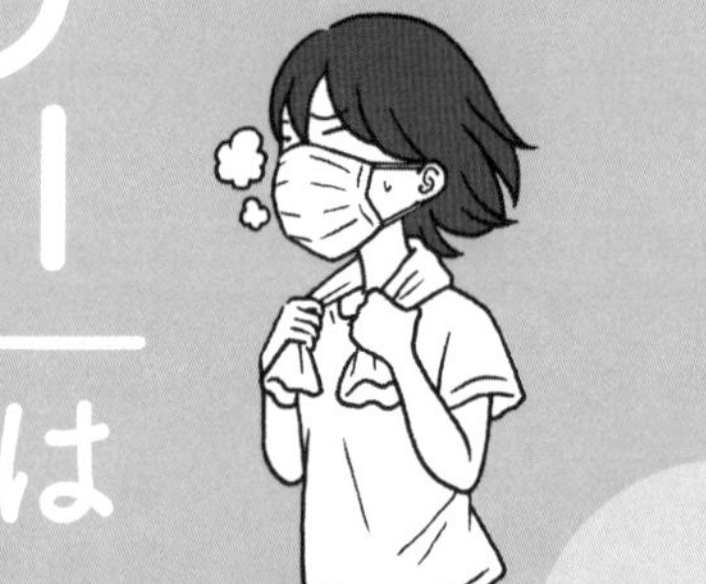

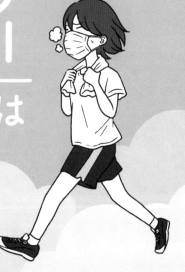

なぜ？
巣ごもりで弱った体に酸欠&強い負荷は危険！

外出時は、マスクの装着が一般化している昨今。ランニングをする際にも、マスクをつけている人を見かけますが、じつはこれ、とっても危険な状態です。今年の5月、中国の中学校で体育の授業中に、医療用高性能マスクをしたまま運動を行い、3人の学生が突然死したニュースが流れました。

巣ごもり生活で運動不足の体に、息がしにくい状態で急激に運動の強い負荷がかかったことが原因と推測されます。マスクをしながらの運動は酸欠を起こし、夏は熱中症のリスクも高めてしまいます。

なぜ？
無理なランニングはかえって免疫を下げる

じつは、30分を超えるランニングのような強度の高い運動は、コルチゾールなどのストレスホルモンを分泌させ、免疫を抑制します。マラソン大会の後は、選手が風邪をひく確率が高くなるという統計も。**マスクをすればストレス強度も高まって免疫に悪影響を及ぼします。**運動強度の目安は心拍数。150を超える激しい運動は避けて。

夏は熱中症のリスクがあるため、夜に運動する人が多いですが、激しい運動は交感神経を優位にして睡眠を妨げる恐れも。負荷の少ない運動を心がけましょう。

「あ、今日いい感じ♪」が続くコツ

自分で心地よいと感じる程度の運動が最適！

最強スクワット
57

運動しないと
心も体も弱っていく!?

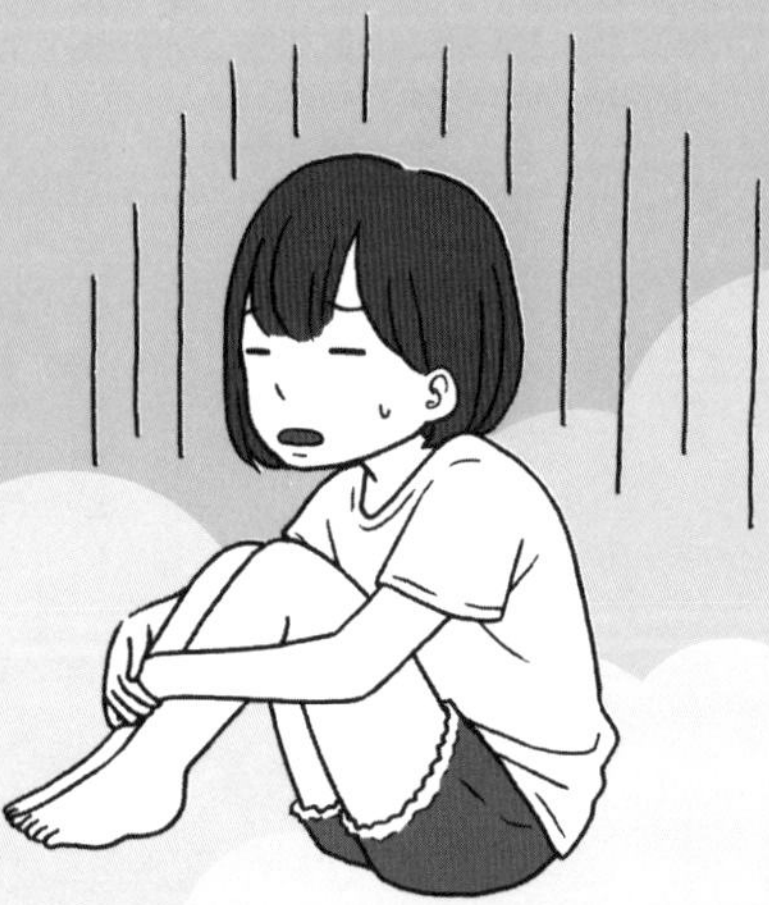

なぜ? 体の冷えと脂肪の蓄積で免疫力がダウンする!

激しい運動が免疫を下げるとお伝えしましたが、逆に運動不足でも免疫は下がります。**筋肉が減少すると、体が冷えて血のめぐりが悪化し、免疫が下がるのです。**ここに肥満が重なれば、脂肪細胞から炎症物質が分泌され、ダブルで免疫の低下、疲労感の増大をもたらします。さらに筋肉にも脂肪が溜まり、筋肉の萎縮を招く悪循環に……。

脂肪筋は血糖値をコントロールするインスリンホルモンを効きにくくする作用もあり、肥満や糖尿病、血管の劣化など生活習慣病の原因にもなります。

なぜ? 生活習慣病やうつも招く運動不足の恐ろしさ

さらに運動不足は、ホルモンバランスや自律神経の乱れ、睡眠障害、集中力の低下などを引き起こし、気うつや情緒不安定といった心の不調も招いてしまいます。ただでさえ、うつや自律神経の乱れが起きやすい巣ごもり生活で、運動不足は大敵!

巣ごもり生活では、自宅で無理なくできる適度な筋トレが最適です。この章では運動音痴でも気軽にできる、変化形のスクワットを紹介します。筋肉をつけると免疫アップを始めとした様々なメリットがありますので、ぜひ筋トレを習慣にしてください。

「あ、今日いい感じ♪」が続くコツ

免疫力アップのために、まずは筋肉量を増やそう♪

最強スクワット 58

第三の救世主ホルモン「マイオカイン」を出せばいい

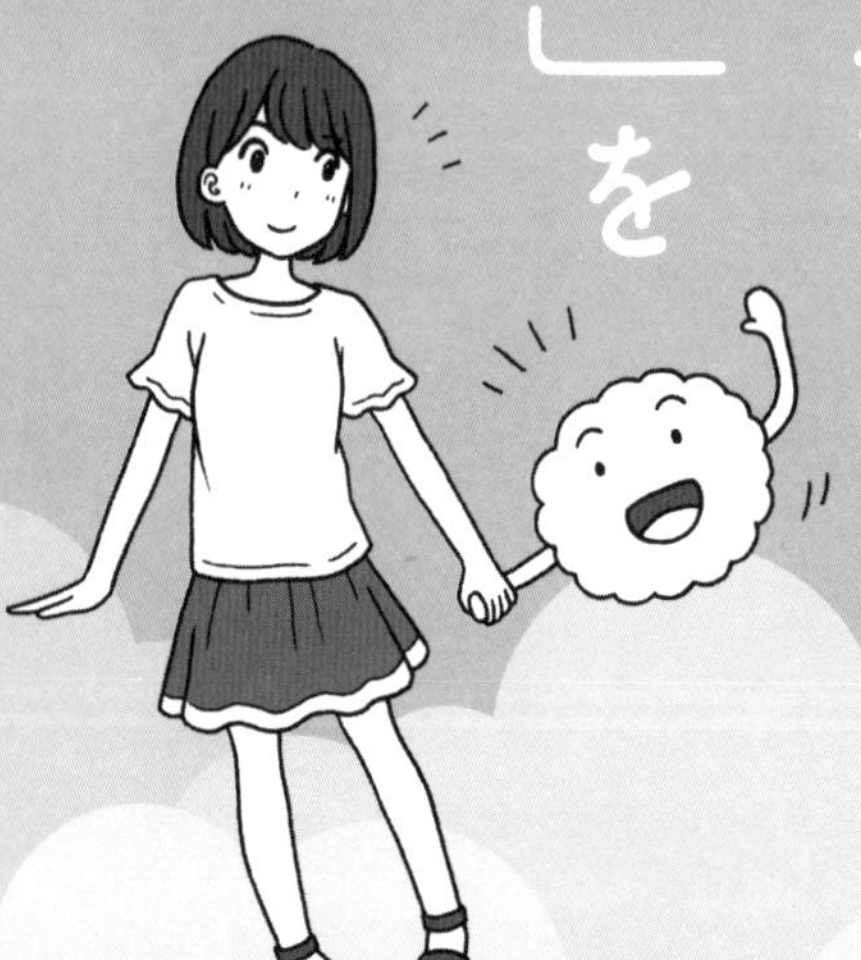

なぜ？免疫を活性化するホルモンが筋肉から分泌される!?

免疫を上げるには、適度な運動を習慣化することが大切になります。でも運動は苦手、という人に朗報なのが、昨今注目されているマイオカインの存在です。**これは、筋肉作動物質という筋肉から分泌される20種類以上のホルモンの総称。**

ＮＫ細胞という免疫細胞を活性化するホルモンや、余分な糖や脂肪を効率的に燃焼させるホルモン、病気を防ぐホルモン、記憶力をアップさせるホルモンなど、体を健康に導くホルモンが筋肉から20種類以上も分泌されていることがわかったのです。

なぜ？巣ごもりうつも防ぐ救世主ホルモン

マイオカインは、適度な運動をすることで筋肉から分泌されます。研究途上で詳しくは未解明ですが、**筋肉量が多いほどマイオカインは多く分泌される可能性があるといわれています。**ですから運動が苦手な人でも、簡単な筋トレで筋肉をつければ、マイオカインが免疫を活性化してくれるのです。

さらにこの本でもお伝えした「運動はうつの改善に効果がある」という論理にもマイオカインが関わっている可能性が高いのです。つまり、巣ごもりうつの改善は、筋肉にかかっているといっても過言ではないのです。

「あ、今日いい感じ♪」が続くコツ

運動嫌いでも、家で簡単な筋トレをすれば筋肉量を増やせる！

最強スクワット

59

運動音痴もできる
スクワットで効率よく
「デカ筋」を鍛えよ！

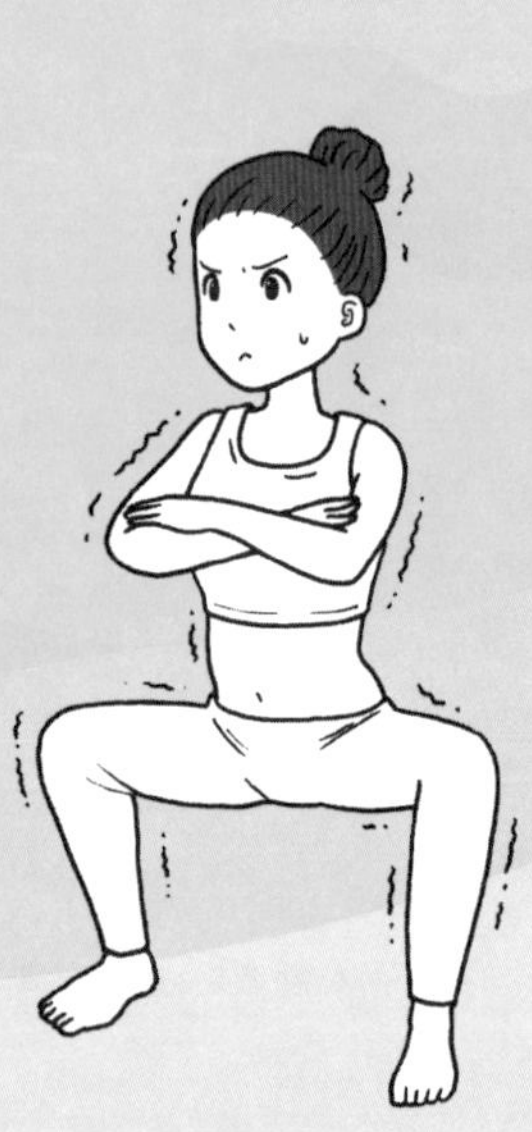

なぜ？下半身のデカ筋を鍛えて免疫も代謝もアップ！

免疫をアップして、うつを防ぐ筋肉。自宅でできる筋トレで筋肉を増やしたいところですが、筋トレ嫌いにはあまり負荷を感じずに鍛えられるスクワットがおすすめです。**下半身には大きな筋肉が集まっていて、スクワットで効率的にそれらを刺激すれば短時間で増やすことができます。**

また、ふくらはぎの筋肉は血液を心臓へ送り返すポンプの役割も果たしています。スクワットで太ももやふくらはぎの筋肉を鍛えれば、全身の血のめぐりが大幅に改善され、免疫を活性化できるのです。

なぜ？スクワットは簡単な動作の繰り返し

スクワットは、正しい姿勢と動作で行えば誰でもきちんと筋肉を鍛えることができます。**スクワットで鍛えられる筋肉は、お尻の大臀筋《だいでんきん》や太もも前面の大腿四頭筋《だいたいしとうきん》、太ももの裏にあるハムストリングス、背中の脊柱起立筋、ふくらはぎのひふく筋やヒラメ筋など。**どれも、体の中で大きな割合を占める立派な筋肉ばかりです。

筋肉を増やせば、健康に導いてくれるマイオカイン（P156）の分泌量も増やすことができます。今日から早速、最強スクワットを始めてみてくださいね！

「あ、今日いい感じ♪」が続くコツ

筋トレは、とりあえずスクワットをやればOK！

最強スクワット 初級編

「イスにすわったままスクワット」のやり方

まずは、スクワットの基本となる骨盤の動かし方を紹介します。骨盤を正しく動かすことで、骨盤に連なる股関節も最大限動くようになり、お尻の筋肉（大臀筋）を効率よく刺激できます。

1

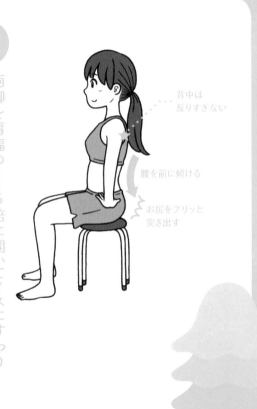

両脚を肩幅の1・5倍に開いてイスにすわりお尻を後ろにプリッと突き出す

運動が苦手な人は、「すわったままスクワット」で骨盤を前傾、後傾させるだけでも、大臀筋の刺激やインナーマッスルである腸腰筋のストレッチを行うことができます。

2 背中と肩の力を抜いて腰を後ろに傾ける

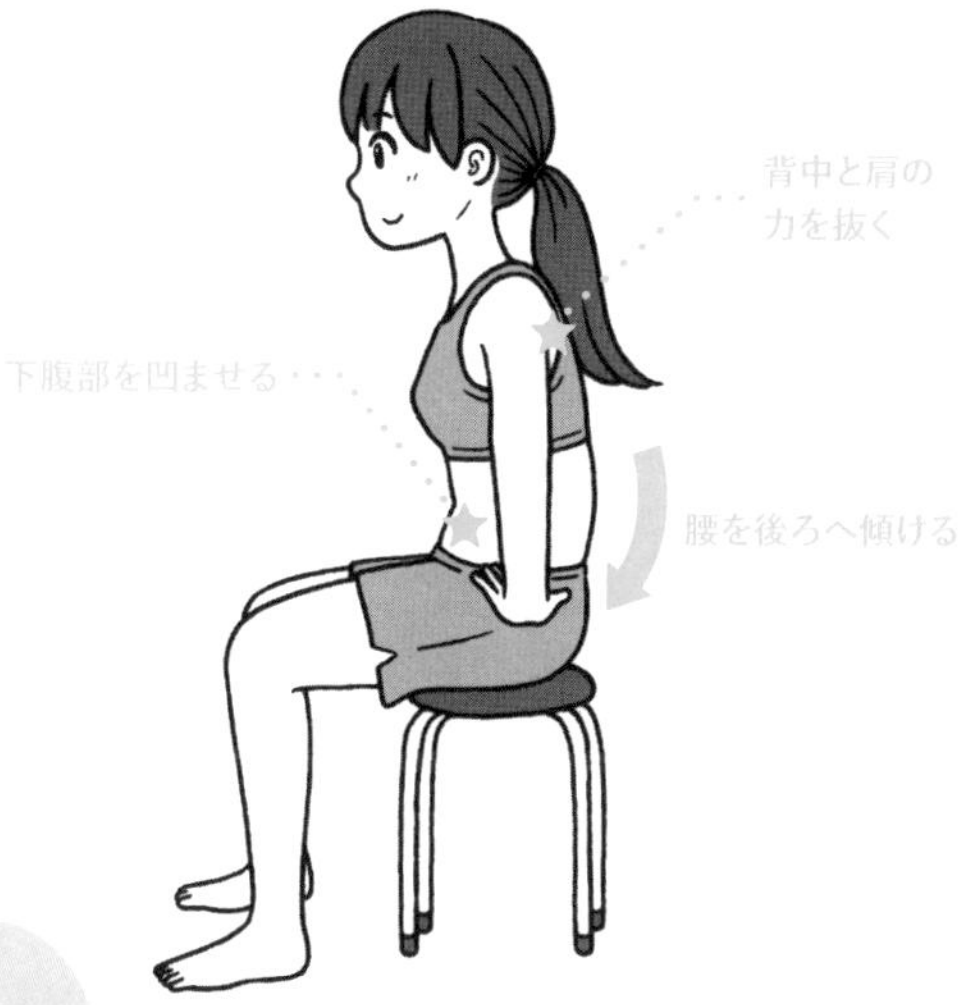

最強スクワット
中級編

「最強！基本スクワット」のやり方

一般的なスクワットです。スクワットは間違ったやり方で行うと、太ももの前面（大腿四頭筋）ばかりが鍛えられ、かえって脚が太くなる恐れもあります。これは背中が丸まり、股関節が内側に回転してひざ

1

両脚を肩幅の1・5倍に開いて、骨盤を前に傾けながらお尻を垂直に下げる

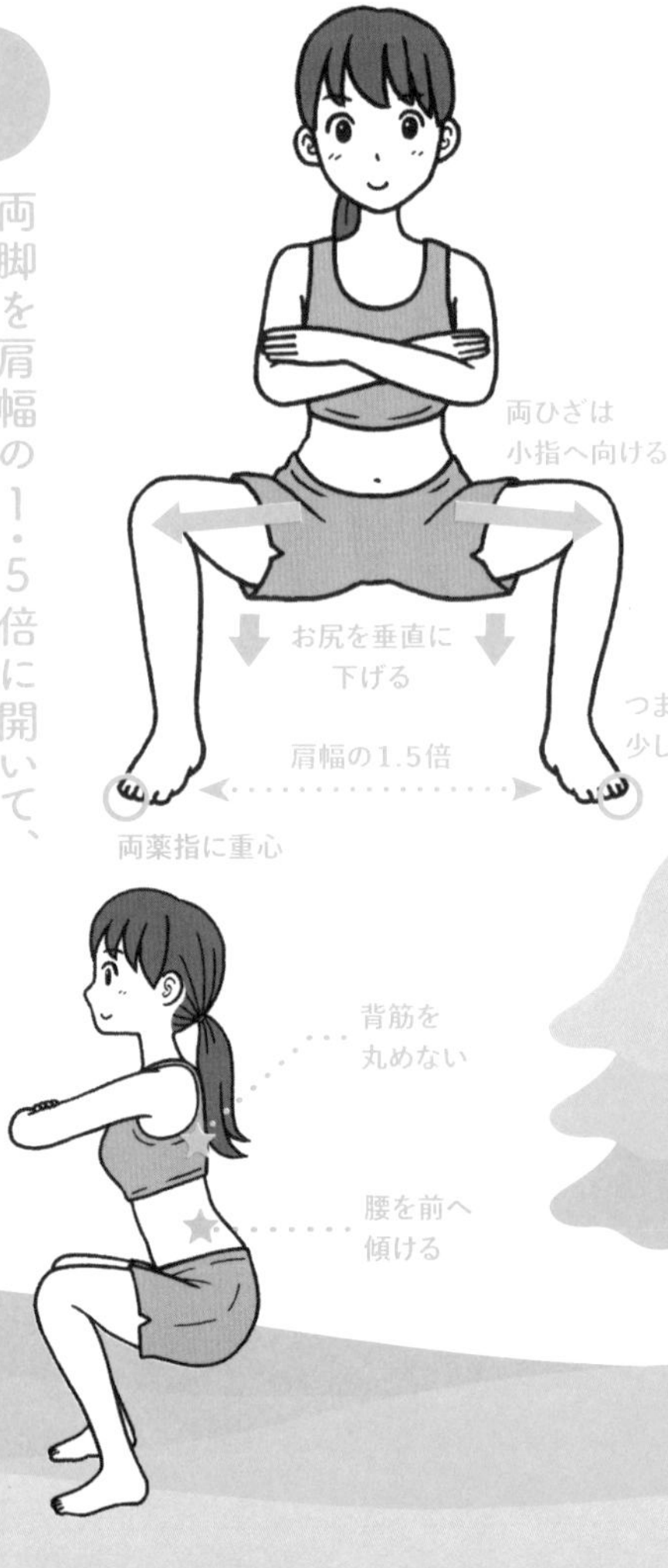

両ひざは
小指へ向ける
お尻を垂直に
下げる
つま先を
少し開く
肩幅の1.5倍
両薬指に重心
背筋を
丸めない
腰を前へ
傾ける

が内側に向いてしまっているため。

背筋をまっすぐにして骨盤を前に傾け、股関節を外側に回転させながらお尻を垂直に下げると、お尻と裏ももが刺激され、下半身が引き締まります。

2 骨盤を後ろに傾けながらひざを伸ばしきらないで立つ

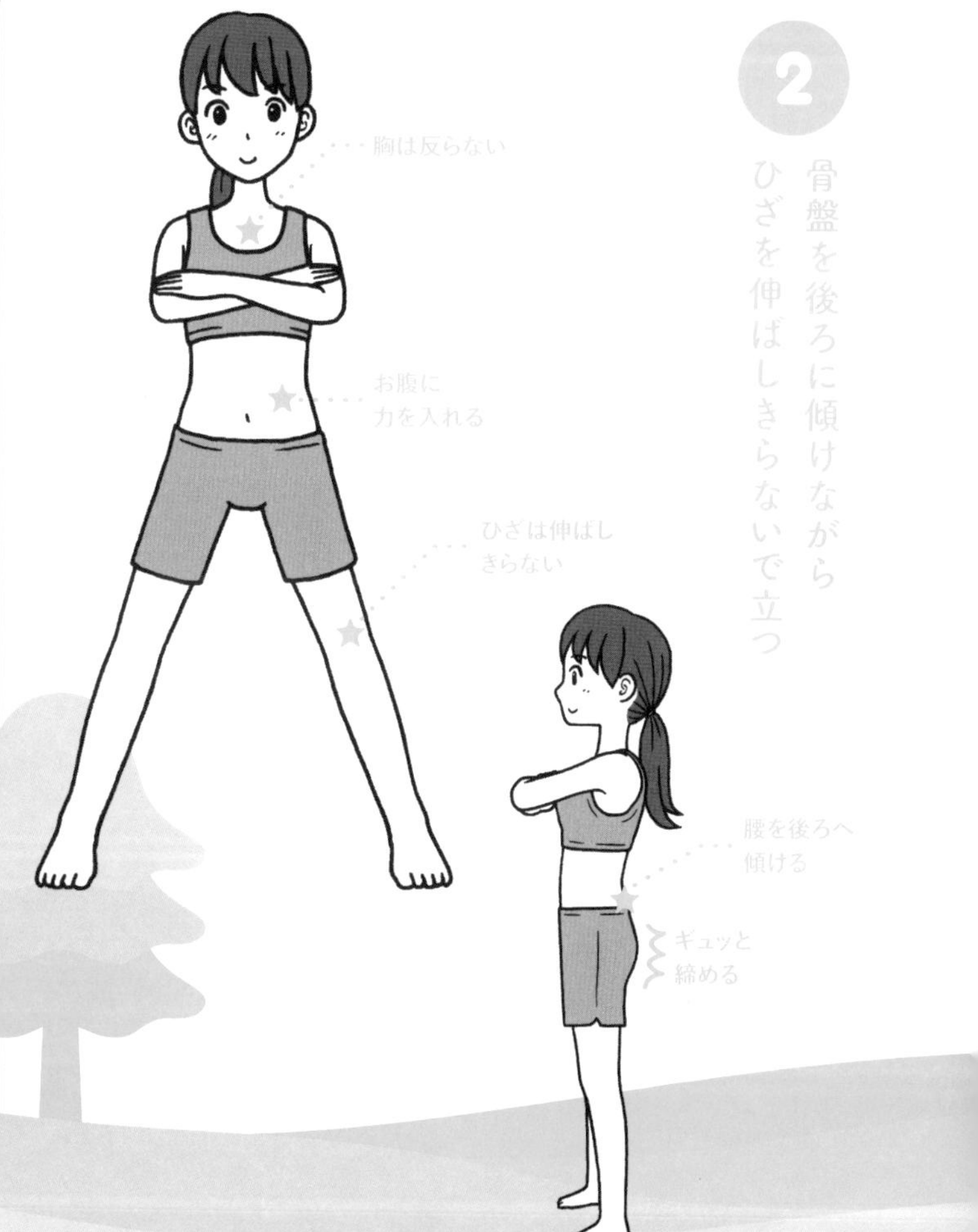
胸は反らない
お腹に
力を入れる
ひざは伸ばし
きらない
腰を後ろへ
傾ける
ギュッと
締める

最強スクワット 中級編

「イスにすわるつもりスクワット」のやり方

腰痛やひざの痛みがある人、運動音痴な人も楽にできる、イスを使ったスクワットです。姿勢や腰の動きは、「基本のスクワット」と同じなので、参考にしながら行ってください。

1

両脚を肩幅の1・5倍に開いて腰を前に傾けお尻を突き出しながらイスにお尻を近づける

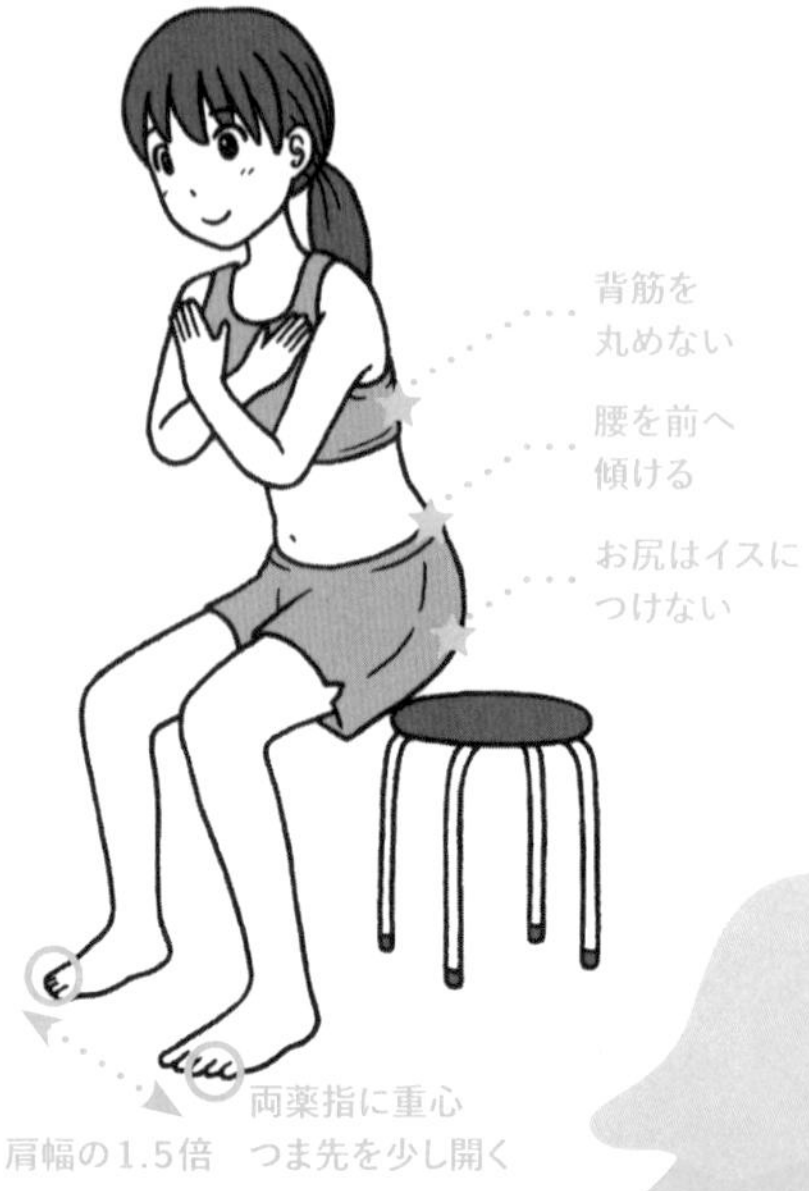
背筋を
丸めない
腰を前へ
傾ける
お尻はイスに
つけない
両薬指に重心
肩幅の1.5倍
つま先を少し開く

余裕があれば、お尻を下ろす時、ゆっくり行うと太ももへの負荷が調整できます。腰やひざにできるだけ負担をかけたくない場合は、そのままイスにすわってから立ち上がるとよいでしょう。

2 腰を後ろへ傾けながら お尻をギュッと締めて立ち上がる

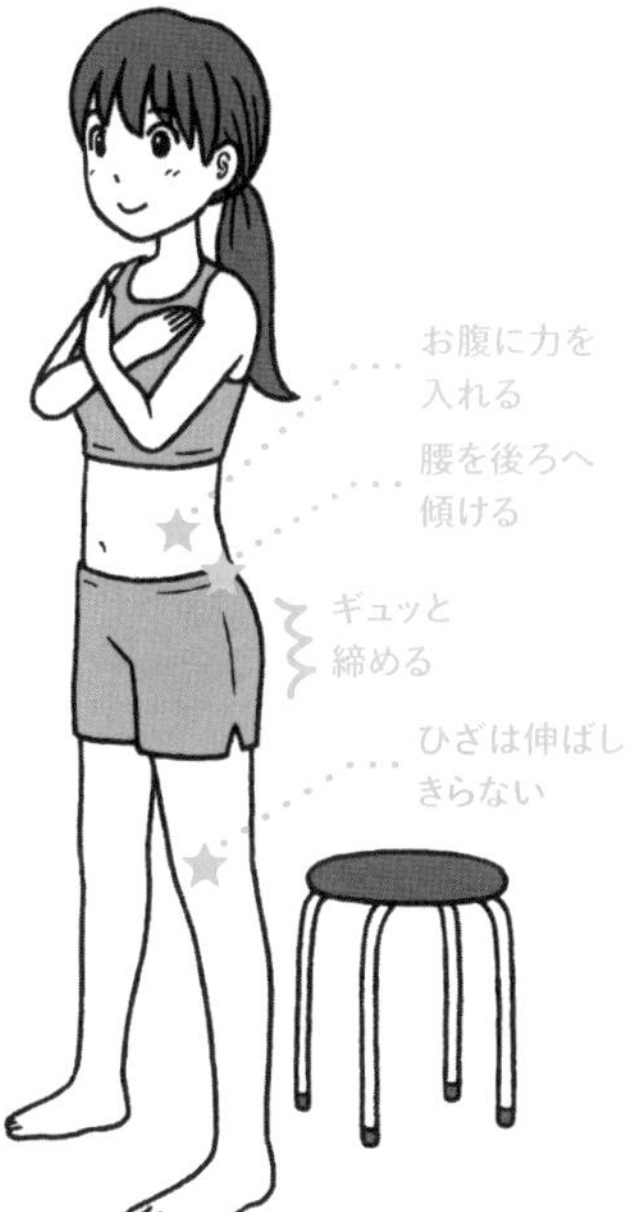
お腹に力を
入れる
腰を後ろへ
傾ける
ギュッと
締める
ひざは伸ばし
きらない

※イスはキャスターがついていない安定感のあるものを使用すること。

最強スクワット 中級編

壁にピタッと！「忍者スクワット」のやり方

壁に寄りかかって行うスクワットです。下半身にかかる体重が軽くなるので、比較的楽に行うことができます。姿勢や腰の動きは、「基本のスクワット」を参考にしてください。

1 両脚を肩幅の1・5倍に開いて背中を壁につけ
ひざが90度になるまでお尻を垂直に下げる

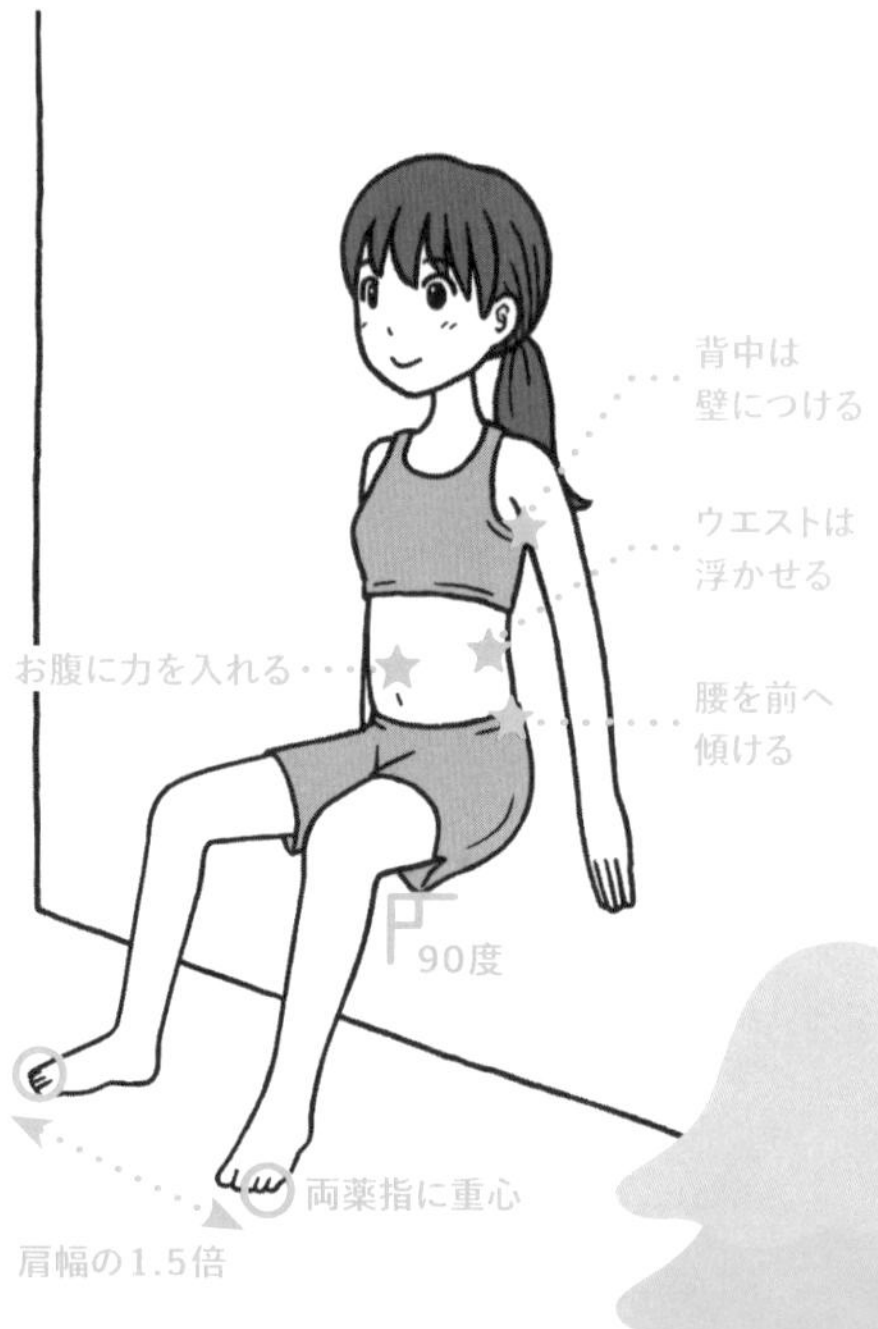
背中は
壁につける
ウエストは
浮かせる
お腹に力を入れる
腰を前へ
傾ける
90度
両薬指に重心
肩幅の1.5倍

壁に寄りかかるので、背中が丸まりにくく、間違った姿勢にならずにすみます。背中と壁の間にバランスボールを挟んで行うと、よりスムーズに上下運動ができます。

2 腰を後ろへ傾けながらお腹に力を入れて壁づたいに上へスライドする

背中は
壁につける
ウエストも
壁につける
お腹に力を入れる
腰は後ろへ
傾ける
ひざは伸ばし
きらない
足は床に
つけたまま

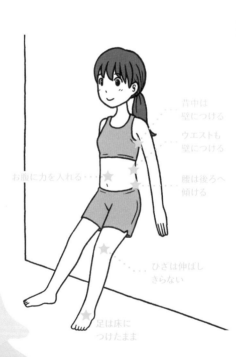

最強スクワット 60

みんなが巣ごもり太りしてる間に自分だけ「下半身やせ」！

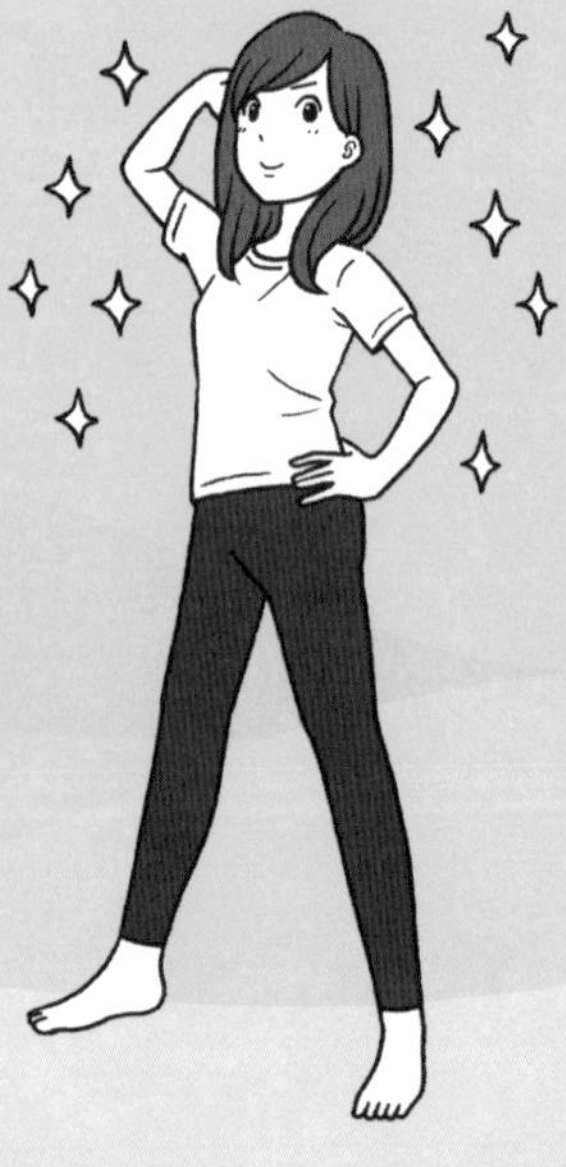

なぜ？ 脂肪を燃焼するためにまずは筋肉をつける！

ここまでスクワットの様々な健康効果を紹介してきましたが、女性にとって一番嬉しいのはダイエット効果ですよね。**ダイエットの基本は、筋トレなどの無酸素運動で筋肉を増やし、代謝を高めてから、ランニングなどの有酸素運動で脂肪を燃焼させていきます。**

巣ごもり生活が始まって運動不足に不安を感じ、急に走り出した人も多いでしょう。しかし、筋肉が少なく消費効率の悪い状態で走っても、ダイエット効果は労力に比例しません。

なぜ？ 代謝が高まれば日常生活でも脂肪が燃える

ダイエットをするなら、まずは筋トレが先決です。外出を控えている巣ごもり生活では、スクワットで筋肉を増やす絶好のチャンスです。**筋トレで代謝が高まれば、あらゆる行動のカロリー燃焼率もアップするため、脂肪が燃焼しやすく、やせやすい体になっていきます。**さらに筋肉がつくことで、周囲の余分な脂肪も燃焼され、より引き締まってみえます。

筋肉がつくと最初は脚が太くなった気がするかもしれませんが、次第に余分な脂肪が落ちて引き締まっていくはず！

「あ、今日いい感じ♪」が続くコツ

筋肉がついて引き締まった下半身を手に入れよう！

最強スクワット 61

代謝の高い状態が最大48時間続く「EPOC」を活用すべし！

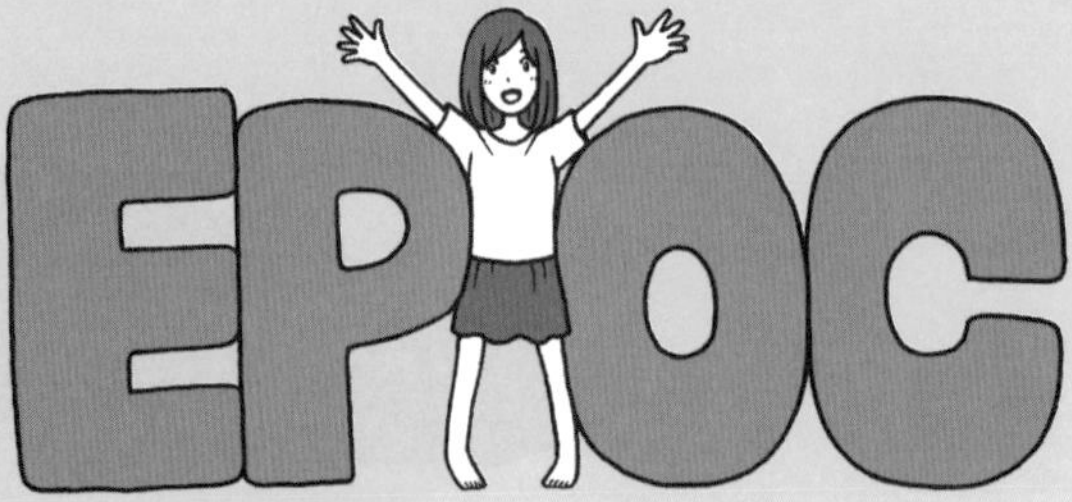

なぜ？ 筋トレを始めたその日からやせやすい状態になる

筋トレにはもう一つ大きなメリットがあります。それがＥＰＯＣの効果です。ＥＰＯＣ（運動後過剰酸素消費量）は、筋トレなどの無酸素運動をした後に、15分から最大48時間まで、カロリーの燃焼効率の高い状態が続く効果です。

つまり、**筋トレをすると始めたその日からダイエット効果が上がりますし、筋トレを定期的に行うだけで、カロリー燃焼効率が自然と上がっていくのです。**有酸素運動だけを行うより、何倍もやせやすいことがおわかりいただけると思います。

なぜ？ 朝スクワットで1日中、やせやすい状態に

筋トレは、朝に行うことをおすすめします。起きてすぐに行えば、ＥＰＯＣの効果でその日の脂肪燃焼率を大幅に上げることができます。さらに、運動自体に幸せホルモンのセロトニンを分泌させる効果があるため、1日を気分よく過ごせます。

夏は、日中に外で運動をすると熱中症のリスクも高まりますので、自宅で気軽にスクワットを行い、安全に代謝をアップさせてから1日を過ごしましょう。筋トレは筋肉ダメージの回復期間が必要なので、2日おきに行うようにしましょう。

「あ、今日いい感じ♪」が続くコツ

朝スクワットで、毎日ハッピー！

column

夜の運動は体に悪い?

巣ごもり生活が始まってから、気温の下がる夜にランニングなどの運動を始めた人も多いのではないでしょうか?

しかし、米国のアパラチア州立大学の研究によると、質の高い睡眠をとるには、朝の運動がベストと報告されています。朝7時に運動したグループのノンレム睡眠(深い睡眠)が最大で75%増えたのです。

人は就寝時、深部体温を下げることで眠りにつきます。ところが夜遅くに運動をすると、就寝時までに深部体温が下がりきらず、うまく睡眠に入れなくなります。運動によって深部体温が上がると、下がるまでに4〜6時間かかることがわかっています。

ですから、遅くても就寝予定時刻の6時間前までには運動をすませておくべき。また、運動は交感神経を刺激するため、夜の運動は2つの理由で避けたほうがよいといえるのです。

気温の涼しい朝早くの運動は、たくさんのメリットがあります。太陽の光を浴びて体内時計のズレが修正され、セロトニンも分泌されます。さらにEPOC(P171)の効果で1日の代謝効率も上がって……といいこと尽くしなのです。

＼まずはこれだけ！／

基本のツボ大全

心身の両面からアプローチして、日々の不調を整えてくれるツボ。ここまで巣ごもりうつに効くツボを中心に紹介してきましたが、最後に“これだけ覚えておけば全身が整う”大切なツボをピックアップしました。まずは基本のツボをマスターして、こまめに体をメンテナンスしていきましょう！

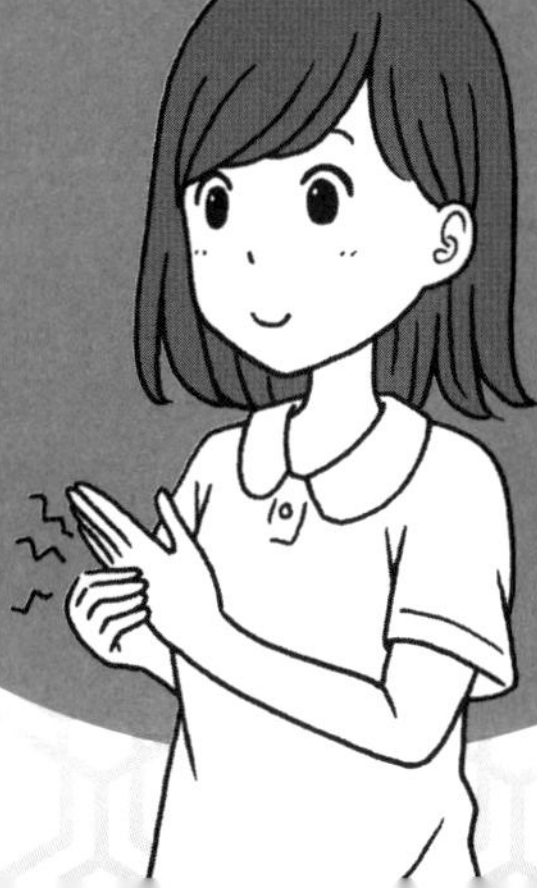

15の最強ツボ

＼活力みなぎる／

全部で2000以上あるツボの中から、もっとも重要とされる基本の15のツボをご紹介。たったこれだけのツボで、全身の不調に対応できます。覚えておいて、症状を感じたらいつでも押せるようになると、不調をコントロールしやすくなります。

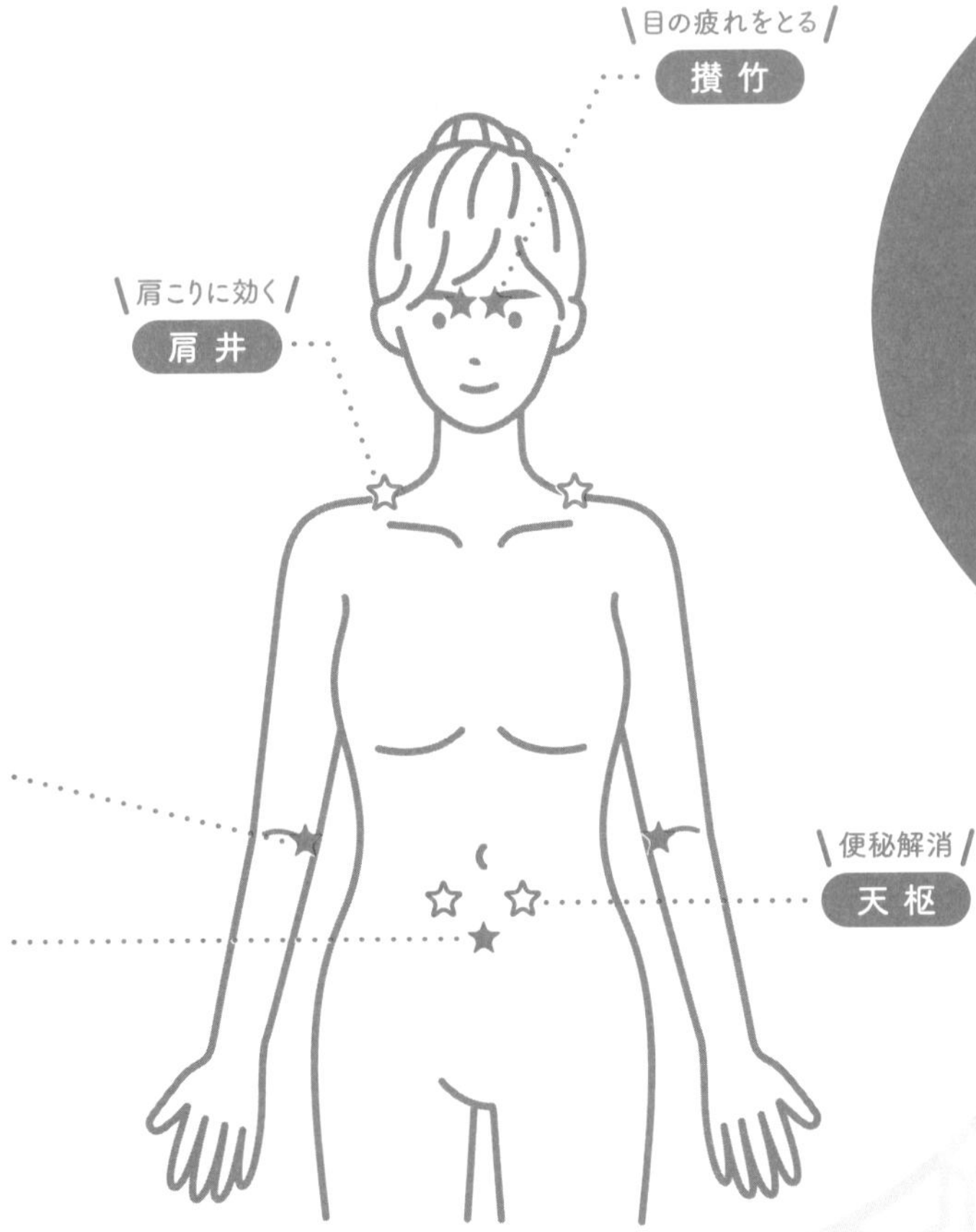

肩井《けんせい》

肩でもっとも重要なツボ。乳頭から上にたどった肩の位置にある。肩こり、五十肩、首の寝違え、頭痛、めまいの改善に効果的。目、耳、歯の症状にも効く。

攅竹《さんちく》

目の疲れをとるツボ。両眉頭のすぐ下のくぼみにある。ドライアイ、頭痛や鼻の病気、三叉神経痛の改善などに効果がある。

天枢《てんすう》

便秘や胃下垂など消化器の症状に効くツボ。おへその両側、指2本分外に位置する。胃腸の症状、泌尿器、生殖器、ひざの炎症に効果がある。

曲沢《きょくたく》

ひじや手、指先のしびれ、痛みに効果のあるツボ。曲げたひじ関節の真ん中にある硬い筋の小指側にある。情緒不安定や心臓病改善にも効果がある。

関元《かんげん》

元気になれる最強のツボ。おへそから指4本分下にある。消化器から生殖器、泌尿器まで網羅する応用範囲が広いツボ。胃腸障害や生理痛など女性特有の症状、精力減退も改善。元気になりたいなら、命門(P177)と一緒に押すと効果がアップ!

＼手とひじを整える／
曲沢

＼元気が出る／
関元

天柱《てんちゅう》

心身をリラックスさせ、全身の症状を改善する頭部でもっとも重要なツボ。後頭部の首の真ん中上部、骨のくぼみの両外側にある筋肉の筋から親指1本分外側にある。

風池《ふうち》

熱っぽさや咳など、風邪の諸症状に効果のあるツボ。後頭部の髪の生え際で頭蓋骨のへり、2つの筋の少し外側にある。上から風池、天柱と並んでいる。目、耳、鼻の症状、肩こり、偏頭痛の改善にも効果がある。

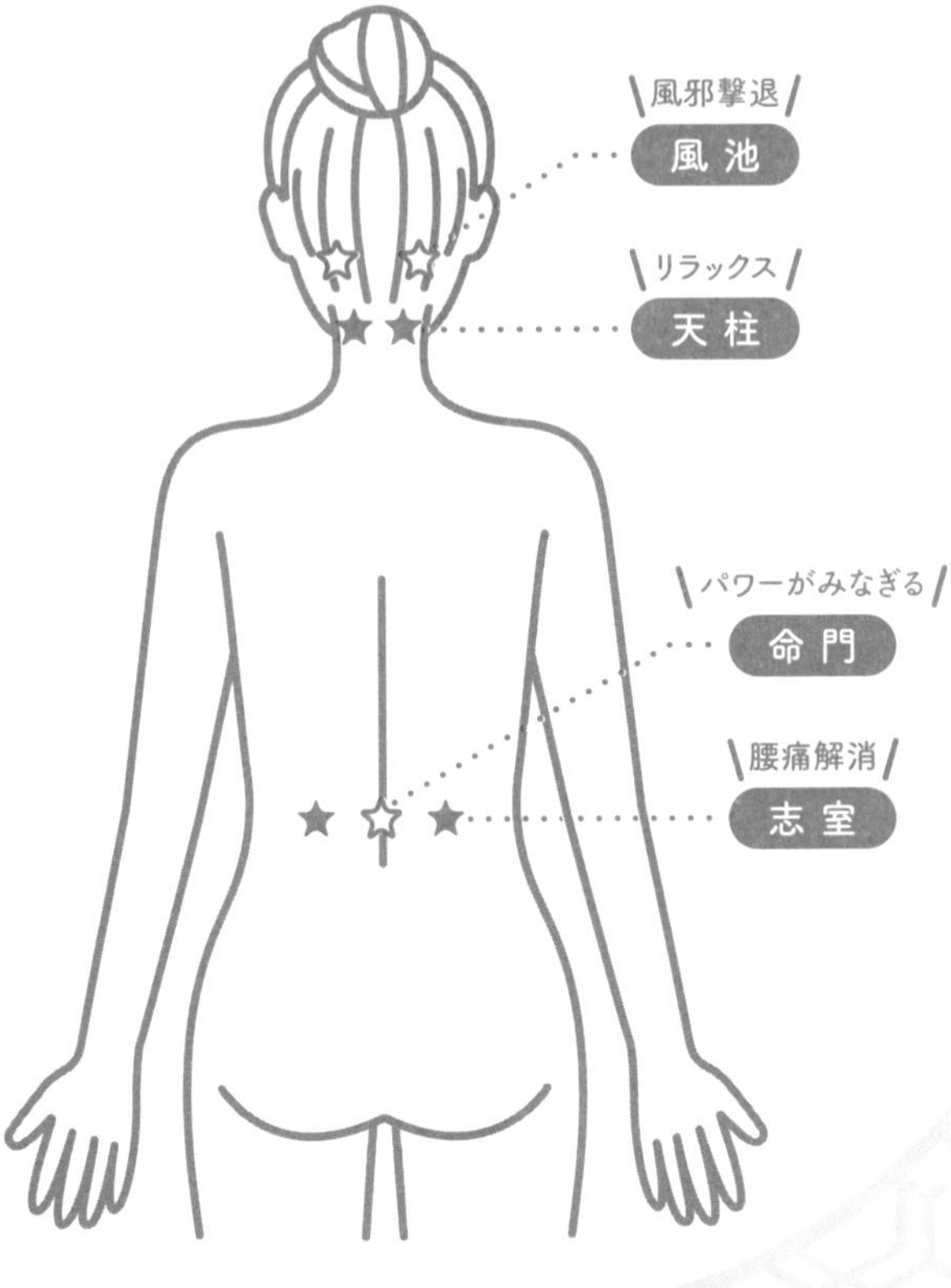

風邪撃退
風池
リラックス
天柱
パワーがみなぎる
命門
腰痛解消
志室

志室《ししつ》

慢性疲労や腰痛の改善に効果のあるツボ。背中の肋骨の一番下あたり、両側に位置する。腰痛の人は刺激すると痛みを感じる。疲れやすい人は、定期的に刺激すると効果的。

命門《めいもん》

生命のパワーを司り、元気の源となるツボ。背中のおへその真裏あたりにある。本来備わる体のエネルギーを整え、健康に導く。病後の体力回復や精力減退による症状改善、子宮や腸、鼻血などの出血を止める効果がある。

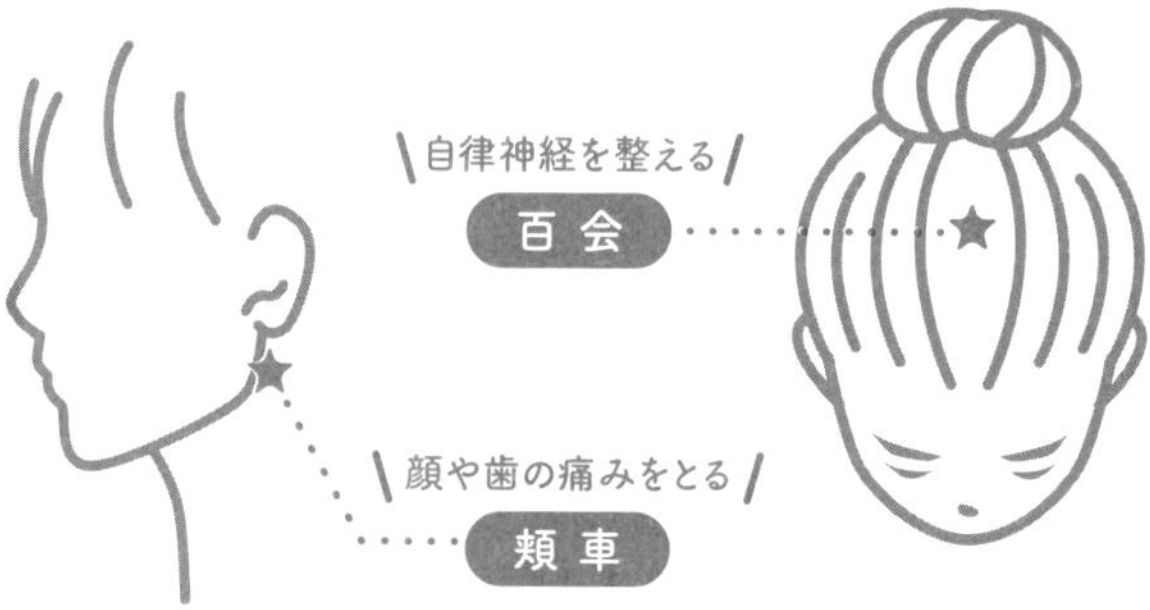
自律神経を整える
百会
顔や歯の痛みをとる
頬車

頬車《きょうしゃ》

歯の痛みや顔の神経痛、むくみ、頬の腫れに効果のあるツボ。耳の下にある下あごの骨の角と耳たぶの真ん中にあるツボ。口を開けるとくぼむ場所で、押すと軽い痛みがある。

百会《ひゃくえ》

全身の気の流れを司り、自律神経と直結する重要なツボ。左右の耳の上端を頭のてっぺんで結び、眉間の延長線上が交わる位置。高血圧のほか、うつや不眠、抜け毛、鼻づまりなど顔や頭の症状に効果的。

三陰交《さんいんこう》

血を生み出して、めぐりをよくするツボ。足の内くるぶしから指4本分上にある。「女性の三里」とも呼ばれ、婦人科系症状や更年期障害の改善にも効果的。

承山《しょうざん》

疲労解消のツボ。アキレス腱上にある、ふくらはぎの山のすぐ下に位置する。腰痛や坐骨神経痛、脚のだるさ、腫れ、痛み、しびれの改善に効果的。立ちっぱなしで脚がむくんだ時におすとよい。

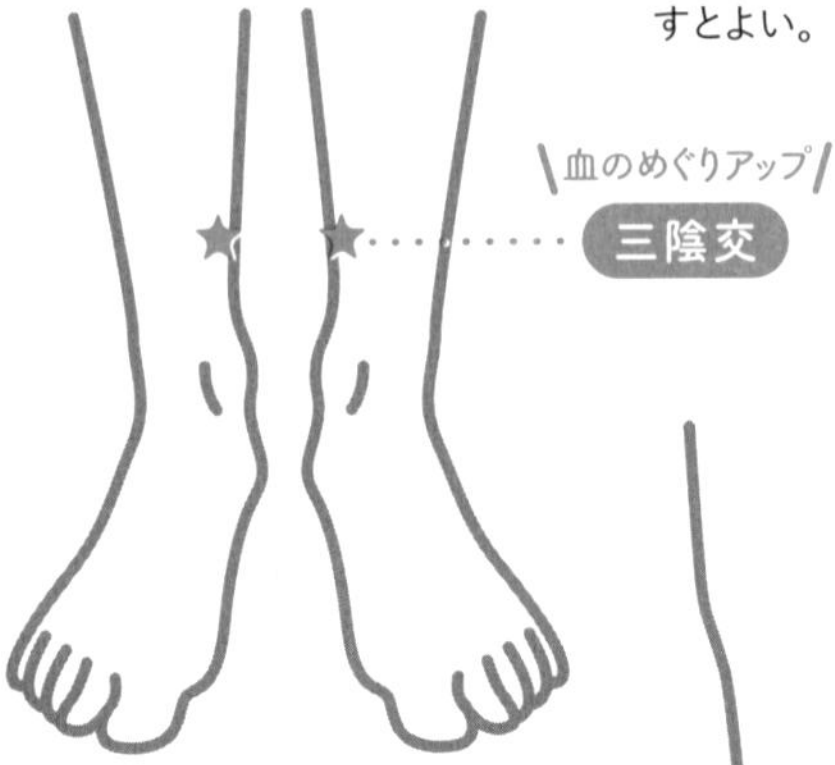

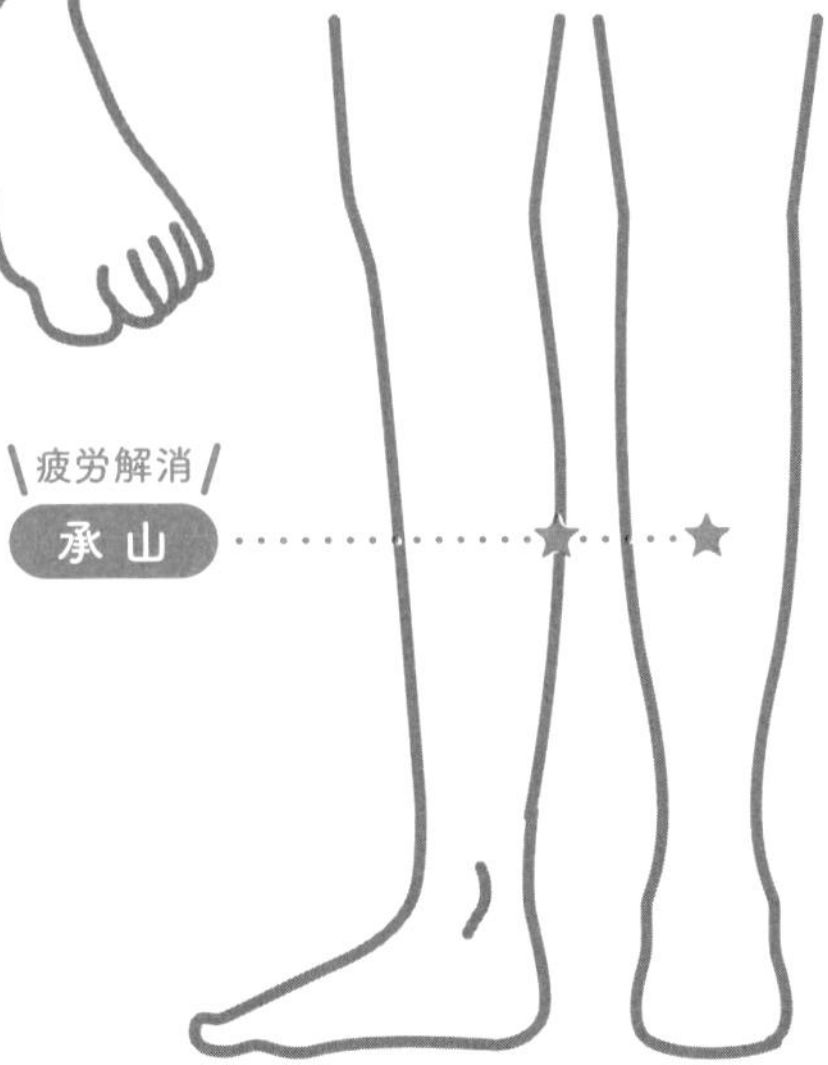

合谷《ごうこく》

首から上の様々な症状に効果のある万能なツボ。手の甲の親指と人差し指の間に位置する。うつやストレス、頭痛、めまい、眼精疲労、歯周病、冷え性や大腸の病気、肩こりの改善などに効果がある。

湧泉《ゆうせん》

エネルギーが湧き出る脚でもっとも重要なツボ。足裏の土踏まずのくぼみに位置する。活力アップのほか、冷えやのぼせ、不眠、生理痛、腎臓疾患にも効果がある。

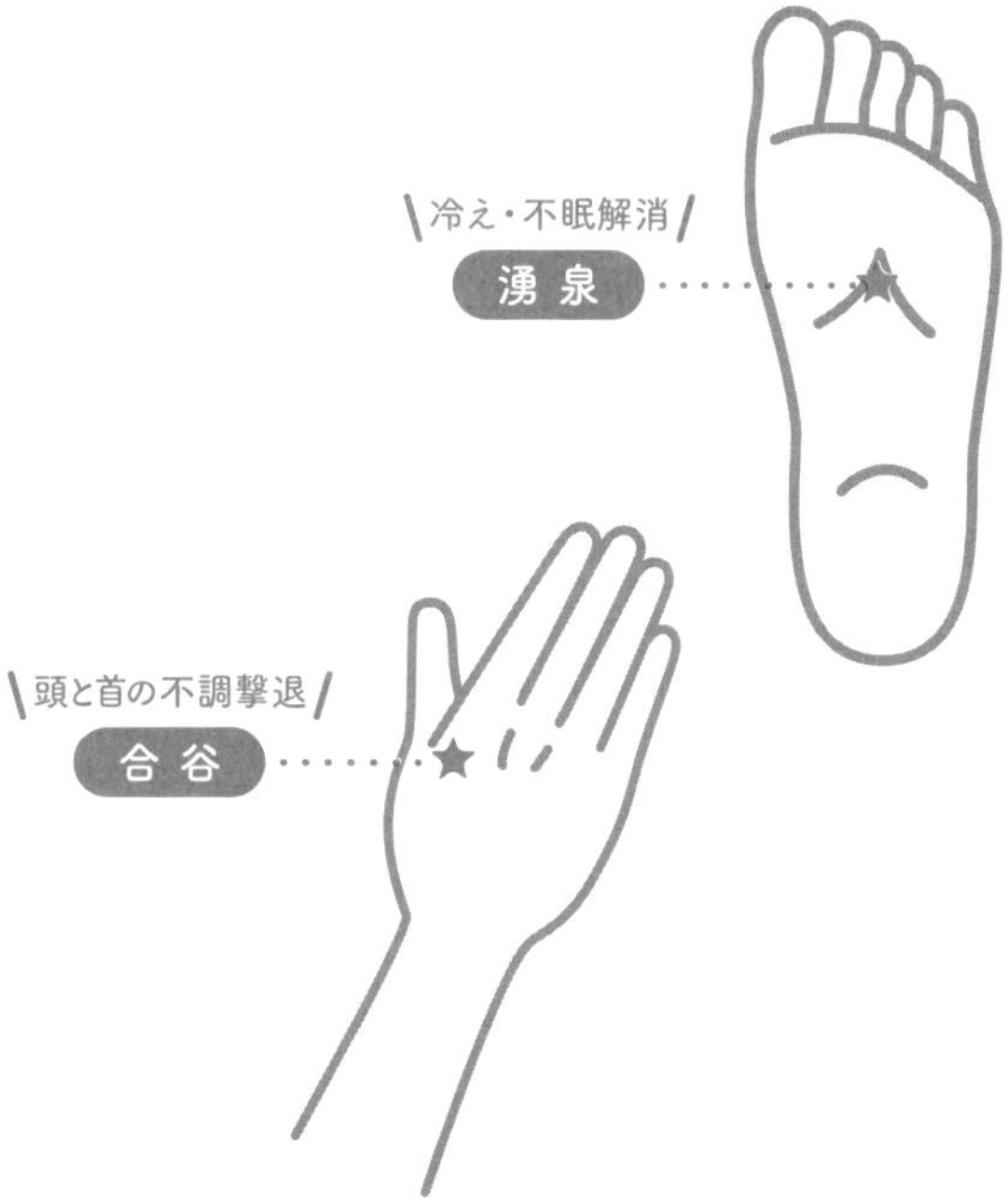

中指の反射区

＼全身が整う！／

反射区とは、全身の臓器や器官に対応したツボのようなもの。足裏の反射区が有名ですが、じつは中指にも全身に対応した反射区があります。ここでは、P66で紹介した「中指もみ」で参照してほしい中指の反射区を紹介します。気になる臓器、器官の反射区を意識して中指をもんでみましょう！

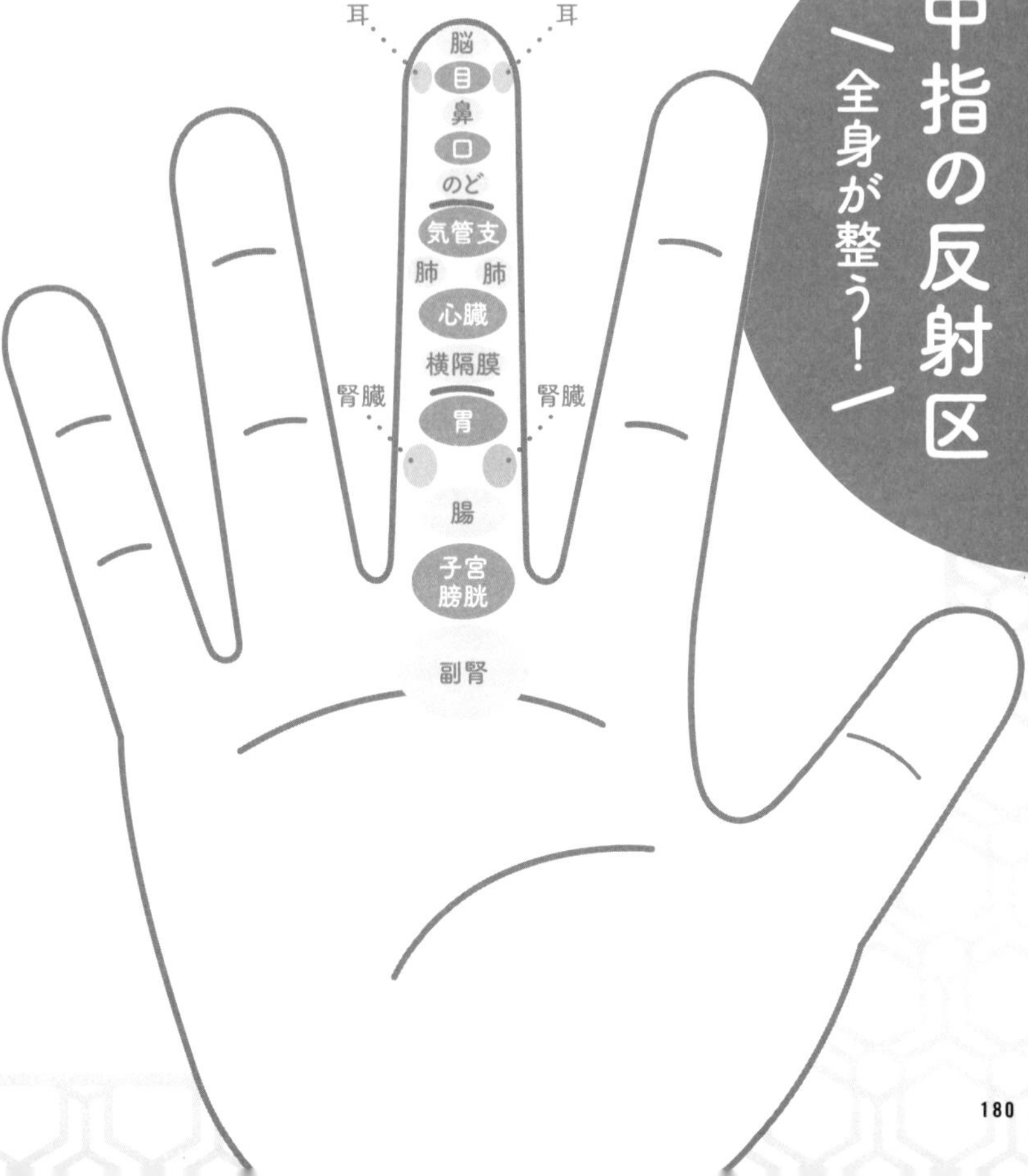

耳
耳
脳
目
鼻
口
のど
気管支
肺
肺
心臓
横隔膜
腎臓
腎臓
胃
腸
子宮
膀胱
副腎

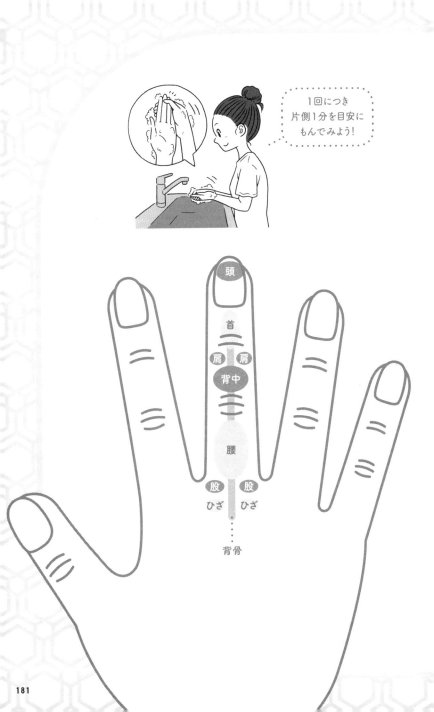

1回につき
片側1分を目安に
もんでみよう!

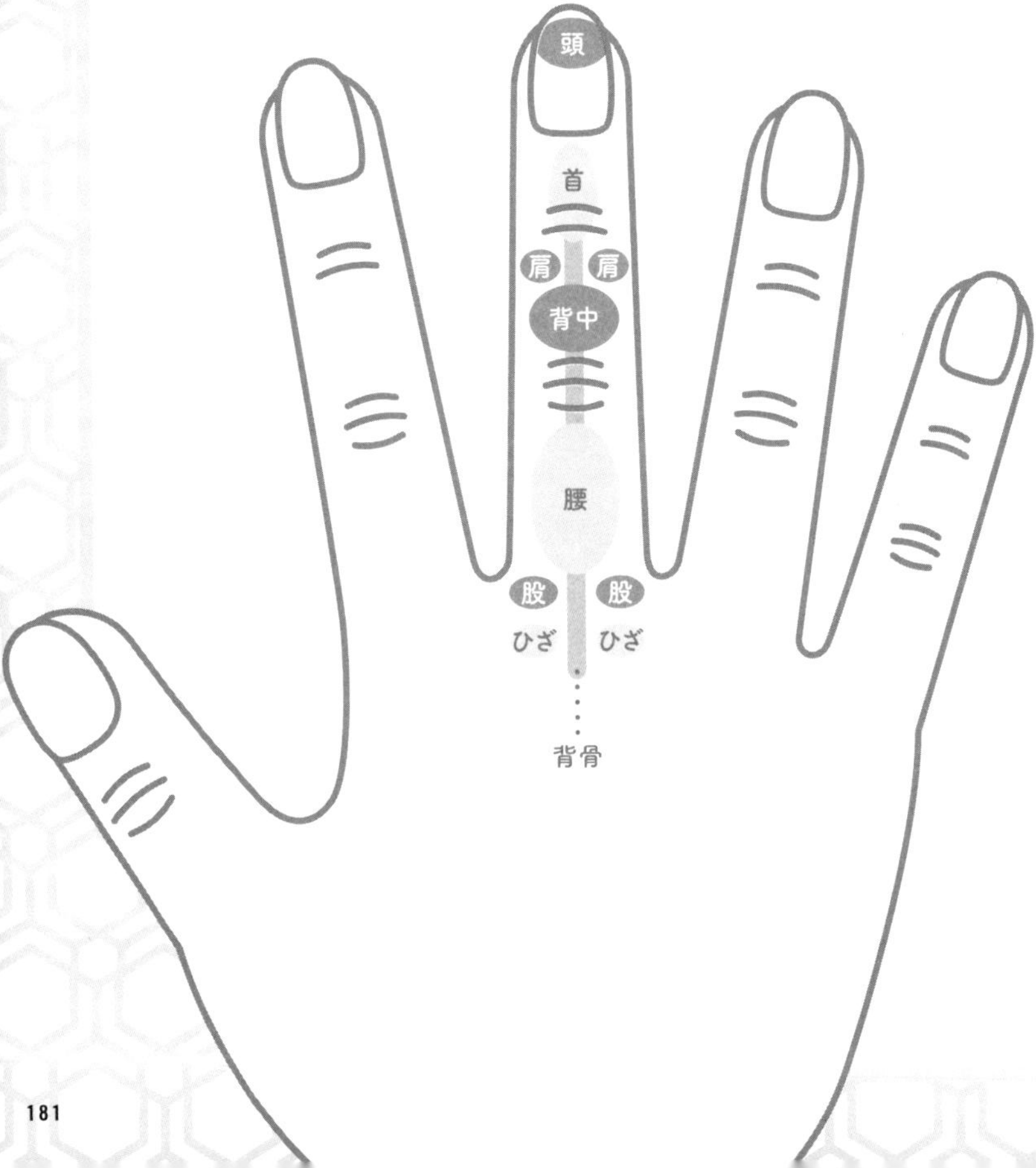
頭
首
肩
肩
背中
腰
股
股
ひざ
ひざ
背骨

胸鎖乳突筋の5つのツボ

―自律神経を整える！―

胸鎖乳突筋とは、耳の下から鎖骨まで走る筋肉のこと。猫背や長時間のデスクワークなどで、姿勢の悪い状態が続くと胸鎖乳突筋に負担がかかってコリが悪化します。すると筋肉が硬くなり、体と頭をつなぐ血管、神経、リンパのめぐりが滞って、自律神経の乱れなど様々な不調を生み出します。ここではP44の「胸鎖乳突筋もみ」で、参考にしてほしい5つのツボを紹介します。どのツボも胸鎖乳突筋の上に並んでいるので、胸鎖乳突筋をもむだけで刺激できます。ぜひ、ツボを意識しながらマッサージを行ってみてください。

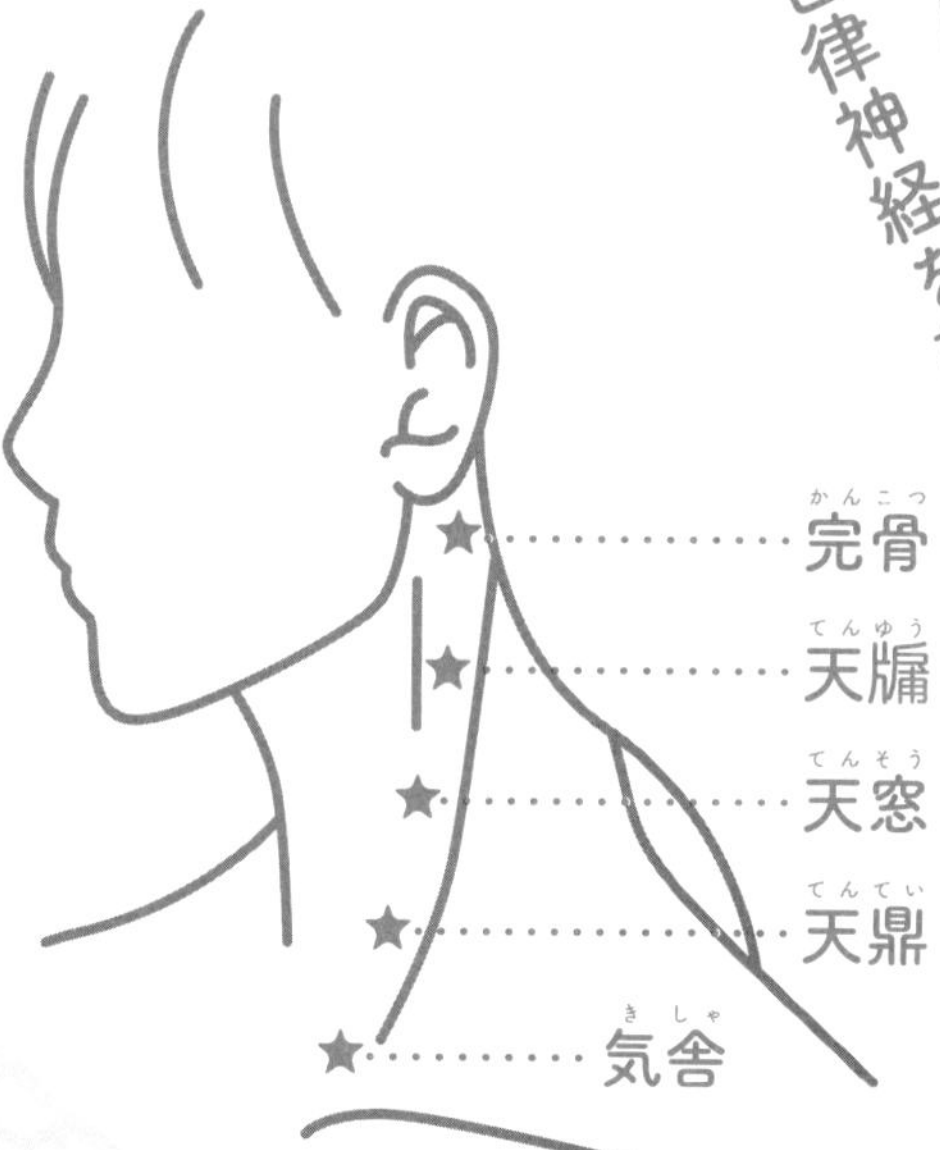

参考文献

- 『心と体のもやもやがスーッと消える食事術』
  工藤孝文著 文藝春秋
- 『マンガでわかる ココロの不調回復 食べてうつ抜け』
  奥平智之著 主婦の友社
- 『【図解】脳からストレスが消える「肌セラピー」』
  山口創著 青春出版社
- 『疲労ちゃんとストレスさん』近藤一博著 河出書房新社
- 『免疫力を上げ自律神経を整える 舌トレ』
  今井一彰著 かんき出版
- 『クロワッサン特別編集 新装版・体のツボの大地図帖』
  マガジンハウス編
- 『Dr.クロワッサン 名医が教える 腸ストレッチで、
  自律神経はよみがえる。』小林弘幸監修 マガジンハウス
- 『丸わかり! 漢方薬120%使いこなし事典』
  根本幸夫監修 主婦の友社
- 『【お得技シリーズ133】自律神経を整える
  お得技ベストセレクション』晋遊舎
- 『100年生きる免疫力UPごはん』小林弘幸著 扶桑社
- 『新型コロナウイルス対策! 免疫力を上げる50の方法』宝島社
- 『一流の人はなぜ風邪をひかないのか? MBA医師が教える
  本当に正しい予防と対策33』裴英洙著 ダイヤモンド社
- 『ヘタ筋トレ ―失敗しようがない!―』
  森拓郎著 もーさんイラスト ワニブックス

女性専門の疲労外来ドクターが教える
本当に正しい予防対策61
かからない大百科

工藤孝文

2020年8月7日　初版発行

発行者　横内正昭
編集人　青柳有紀
発行所　株式会社ワニブックス
〒150-8482
東京都渋谷区恵比寿4-4-9 えびす大黒ビル
電話 03-5449-2711(代表)
03-5449-2716(編集部)
ワニブックスHP　https://www.wani.co.jp/
WANI BOOKOUT http://www.wanibookout.com/
印刷所　株式会社 美松堂
製本所　ナショナル製本

Staff
イラスト　徳田有希
デザイン　木村由香利(986DESIGN)
構成・編集　井上真規子(有限会社verb)
協力　工藤あき
校正　深澤晴彦
編集統括　吉本光里／長島恵理(ワニブックス)

ISBN 978-4-8470-9935-9